AF591550

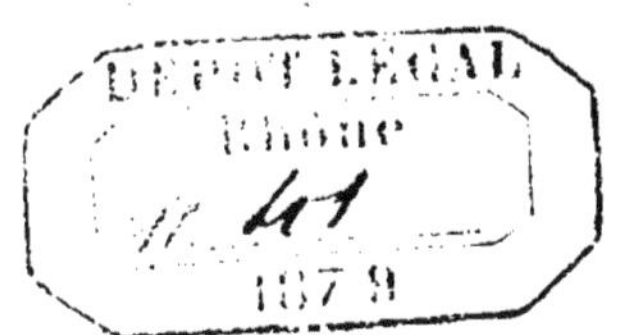

LA DOURINE

OU

MALADIE DU COÏT

Leçons cliniques par M. Saint-Cyr, professeur à l'École vétérinaire de Lyon.

Il y a longtemps que je me proposais de vous entretenir de l'affection de deux étalons qui nous ont été envoyés malades d'Afrique, et qui se trouvent dans notre service depuis le 21 janvier dernier : ils sont atteints d'une affection que vous aurez sans doute rarement l'occasion d'observer, car je la vois aujourd'hui pour la première fois. Cette maladie est connue en France sous la dénomination de *maladie du coït*; il serait peut-être préférable de l'appeler de son nom arabe : *la dourine*.

Le retard que j'ai mis à vous en parler, dans nos cliniques, n'a pas tout à fait dépendu de ma volonté; ce retard au surplus ne vous sera point préjudiciable : — d'une part, vous avez pu suivre, depuis un mois, les symptômes si remarquables que présentent ces deux chevaux ; d'autre part, il m'a été possible de faire, sur cette affection, des recherches bibliographiques plus complètes, dont j'espère vous faire profiter.

Définition. — Qu'est-ce donc que cette maladie du coït ? On peut, ce me semble, la définir, une affection générale, virulente, particulière aux solipèdes, qui at-

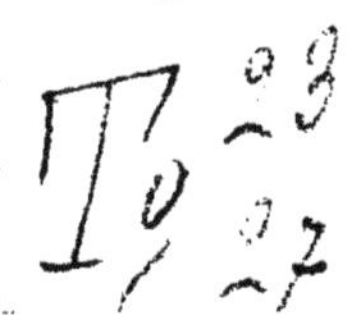

taque exclusivement les reproducteurs des deux sexes, maladie grave, presque toujours mortelle, à marche essentiellement lente et chronique, qui aboutit presque fatalement à la paralysie générale.

Synonymie. — On la trouve encore désignée, dans les auteurs, sous les noms de maladie vénérienne, syphilis des chevaux, affection paralytique des reproducteurs. Les Allemands l'appellent *Beschalkrankheit*, ils lui donnent quelquefois aussi le nom de *mal français;* elle mériterait bien mieux, comme vous allez le voir, le nom de *maladie prussienne*.

Historique. — C'est en effet en Prusse, dans le grand-duché de Posen, qu'elle a été observée et décrite pour la première fois en Europe, à la fin du siècle dernier, en 1796, par le vétérinaire J. Ammon. Depuis lors, c'est encore en Prusse qu'on a eu l'occasion de la voir le plus souvent : dans le même grand-duché de 1801 à 1807 (Ammon, Reckleben) et de 1807 à 1815 ou 1818 (Walterdof, Naumann); en Poméranie en 1839 (Haxtausen); de nouveau dans le grand-duché de Posen de 1840 à 1843 (Rodloff, Hertwig).

Dans le royaume de Hanovre, elle a régné de 1817 à 1820, et elle y a été étudiée par le vétérinaire Havemann.

Les États de la monarchie autrichienne l'ont connue dès le commencement de ce siècle ; on la voit signalée, notamment en Silésie, en Bohême, en Styrie, dès 1821. Mais c'est surtout en Bohême, paraît-il, qu'elle a exercé ses ravages, notamment de 1827 à 1830 (Hertwig), en 1835 et 1836 (Erdelig), en 1846 et en 1867 (Pillevax, Maresch), de 1850 à 1862 (Maresch, Roll).

La Russie paraît également l'avoir connue d'assez

bonne heure ; mais les premiers renseignements positifs que nous avons sur son compte, de ce côté, datent seulement de 1843 (Renner). Depuis, elle y a été étudiée par Busse (1857) et Jessen, de Dorpat (1859).

En France, quelques vétérinaires du commencement de ce siècle, notamment Lautour (1839?), Dayot et quelques autres ont bien décrit une maladie des organes génitaux chez les juments et les étalons ; mais il suffit de lire les descriptions qu'ils en ont données pour se convaincre qu'il ne s'agit pas là de la véritable maladie du coït, mais d'une affection absolument différente, toujours bénigne, maladie éruptive, que l'on a, du reste, séparée depuis longtemps de celle qui doit nous occuper ici, et décrite sous le nom d'*exanthème coïtal*, et qui n'est rien autre chose — je vous le démontrerai dans une autre occasion — que le *horse-pox*.

Quant à la véritable *maladie du coït*, elle a fait sa première apparition dans notre pays en 1851. Elle fut importée à cette époque dans la plaine de Tarbes, par un étalon syrien nommé Méhédy. Les pertes très-sérieuses qu'elle y occasionna éveillèrent l'attention de l'administration ; une commission fut nommée par le préfet des Hautes-Pyrénées pour l'étudier ; le ministre de l'agriculture confia une mission semblable à MM. Yvart et Lafosse ; des expériences intéressantes, dont j'aurai à vous parler, un peu plus tard, furent faites à l'école de Toulouse par MM. Prince et Lafosse, et l'on put ainsi réunir des documents importants pour l'histoire de cette singulière et grave affection.

Elle avait disparu de la plaine de Tarbes depuis 1854, quant elle y reparut de nouveau en 1861, importée encore une fois dans cette localité par un étalon arabe, nommé Chibin, acheté en Syrie en 1860, en même temps qu'un autre étalon de même race, Sédahan, qui fut envoyé à Pau, où il ne tarda pas à mourir *paralysé*, mais paraît-il, sans avoir fait la monte, car la maladie n'a pas été signalée aux environs de Pau. — M. Trélut, vétérinaire du haras à Tarbes, a fourni sur cette maladie, qu'il fut à même d'observer à cette époque, plusieurs mémoires très-intéressants que nous utiliserons pour notre étude.

De ce qui précède, il résulte que cette affection des reproducteurs paraît commune en Orient, notamment en Syrie. Elle est également connue depuis un temps immémorial (Dr Vital) en Algérie. — Elle a fait, notamment, de grands ravages, en 1845-1847, sur les juments de la tribu des *Rigas*, province de Constantine (Signol). Elle fait, d'ailleurs, chaque année quelques victimes dans les trois provinces de l'Algérie (Viardot). MM. Signol, général Daumas, Dr Vital, Viardot, ont fourni sur son compte des documents intéressants. — Enfin, elle y règne encore en ce moment, car les deux étalons qui font l'objet de cette clinique viennent de cette colonie, et deux autres, de même provenance et attaqués du même mal, sont actuellement l'objet d'études semblables aux nôtres à l'école d'Alfort.

Telle est, messieurs, en quelques mots, l'histoire de cette maladie. — J'ajoute que, jusqu'à ce jour, elle paraît inconnue en Angleterre. — Cela résulte, non- seulement de l'absence de documents anglais ayant trait à ce sujet, mais encore de ce fait que le Dr Willams, directeur de l'école vétérinaire d'Édimbourg, a demandé, pour son livre : « *The principles and pratice of veterinary medicine* » une description de cette affection, qu'il ne connaissait pas, à un jeune vétérinaire que plusieurs d'entre vous se rappellent sans doute avoir vu parmi nous il y a deux ans, M. Arch. Robinson, lequel a fourni à son maître la description demandée, d'après les documents français que j'ai mis moi-même à sa disposition.

Symptomatologie. — Dans la description qui va suivre, je prendrai pour guide les auteurs qui ont étudié cette affection d'une manière complète (Hertwig, Rodloff, Roll, Lafosse, Signol, Trélut, Viardot) sans me préoccuper de ce que nous avons pu observer nous-mêmes — vous verrez jusqu'à quel point ces symptômes se retrouvent chez les sujets que nous avons sous les yeux. Dans une autre leçon nous reviendrons avec quelques détails sur ces sujets ; nous verrons mieux alors en quoi les symptômes qu'ils présentent ressemblent à la description générale que nous allons donner et en quoi ils en diffèrent. Nous nous arrêterons, à cette occasion, sur les particularités qui nous paraîtront les plus dignes d'attention. Il m'a semblé que cette marche était la plus propre à rendre fructueuse l'étude que nous nous proposons de faire.

J'ai dit que la dourine était une affection essentiellement chronique, lente dans sa marche ; elle ne dure, en effet, jamais moins de quelques mois et peut même se prolonger au-delà d'une année. — Aussi a-t-on divisé son cours en plusieurs périodes, ou mieux peut-être, puisqu'il s'agit d'une affection chronique, en plusieurs *degrés.* — On en reconnaît ordinairement trois ; nous allons les décrire successivement.

1er *degré.* — Dans cette période, qui comprend le début de l'affection, les symptômes sont assez différents chez le mâle et chez la femelle pour qu'il soit utile d'en faire une description séparée.

A. *Chez la femelle.* — Le premier symptôme qui

donne ordinairement l'éveil est un *gonflement* plus ou moins considérable de la vulve. Ce gonflement, ordinairement unilatéral, qui produit une déformation de l'orifice génital externe, est de nature *œdémateuse*, un peu chaud, peu douloureux, mais qui s'accompagne souvent d'un *prurit* intense. En même temps, la *muqueuse vulvaire* apparaît, quand on entr'ouvre les lèvres de l'orifice, rouge, injectée, irritée et plus humide qu'à l'ordinaire. — Bientôt cette humidité se transforme en un véritable *écoulement* muco-purulent, plus ou moins abondant, qui salit les crins de la queue et les agglutine. — La jument se campe fréquemment pour uriner, et l'urine rendue, chaque fois en petite quantité, est épaisse, sédimenteuse, comme *plâtreuse*, suivant l'expression des auteurs. Alors aussi se montre, tantôt sur la muqueuse vulvaire et même vaginale, tantôt sur la peau de la vulve et du pourtour des organes génitaux, une *éruption exanthémateuse*. — Cette éruption, du reste, ne paraît pas avoir des caractères bien tranchés et surtout bien spéciaux; elle est au contraire essentiellement polymorphe; c'est du moins ce qu'il est permis de conclure des descriptions fort diverses données par les auteurs. Ils la décrivent, en effet, tantôt comme *pustuleuse*, tantôt comme *vésiculeuse*, tantôt comme *papuleuse*, tantôt comme formée par des *taches blanches* dues à la résorption du pigment cutané, tantôt comme des tuméfactions des follicules résultant de la prolifération exagérée de leurs éléments lymphoïdes (Maresch), tantôt comme des ulcérations diphthéritiques (Roll), etc. etc... Il est donc assez difficile de se faire, comme vous pouvez le voir d'après cette description, une idée bien nette de la nature de cette éruption. Du reste elle est loin d'être constante; M. Signol n'en fait pas mention, et Maresch dit positivement qu'elle a fait complètement défaut dans l'épizootie de Bohême de 1867. Ces éruptions, quand elles existent, évoluent assez rapidement : en 15 ou 20 jours elles parcourent toutes leurs phases et se cicatrisent. Parfois cependant elles prennent l'aspect d'ulcérations sordides, profondes, à bords calleux, infiltrés, à fond diphthéritique, profond et se cicatrisent difficilement ; les cicatrices restent épaisses, cordées, étoilées (Roll). Enfin il peut se montrer des éruptions semblables pendant tout le cours de la maladie.

B. *Chez l'étalon.* — Les symptômes, du début sont en général bien moins accusés que chez la jument. Il n'est pas rare qu'un cheval déjà depuis longtemps et gravement atteint conserve toutes les apparences de la santé, et ne soit reconnu malade qu'à ce fait que les juments qu'il *saillit* deviennent elles-mêmes malades. Telles paraissent avoir été les conditions de l'étalon Médédy et de beaucoup d'autres.

Le plus souvent, cependant, on observe chez le malade quelques symptômes locaux, et ces symptômes, comme chez la jument, occupent, suivant une expression qu'affectionnent les médecins syphiligraphes, de préférence la sphère génitale.

C'est souvent une tuméfaction limitée, unilatérale du fourreau, tuméfaction un peu chaude, un peu douloureuse, mais essentiellement œdémateuse. Ou bien, c'est la verge qui est comme paralysée, pendante, même en dehors de l'érection, parfois œdémateuse. Généralement il y a une légère uréthrite : la muqueuse du méat urinaire est rouge, enflammée, boursouflée et plus humide qu'à l'état normal. L'écoulement uréthral paraît moins constant que chez la jument, mais il y a comme chez cette dernière, un peu de dysurie : l'animal se campe souvent et urine peu à la fois. La verge, le fourreau, le scrotum peuvent être aussi le siége d'éruptions exanthématiques polymorphes, qui, plus souvent encore que chez la jument, paraît-il, peuvent faire défaut, et qui, de même encore, peuvent se manifester à plusieurs reprises dans le cours de la maladie.

Les érections sont moins fréquentes que dans l'état de santé, elles sont aussi moins complètes, et, au dire des auteurs, le *champignon* devient énorme, beaucoup plus volumineux que chez les animaux sains ; l'acte du coït paraît être douloureux, et il arrive parfois que l'étalon monte plusieurs fois sur la jument avant d'éjaculer (Zundel). On a même signalé certaines modifications du sperme, mais elles paraissent douteuses ; en tout cas il est certain qu'un étalon malade peut encore faire très-bien la saillie et féconder les juments avec lesquelles on le fait s'accoupler. Cependant les testicules eux-mêmes ou l'épididyme peuvent être le siége de quelques modifications morbides. C'est ainsi qu'on peut trouver l'un ou les deux testiccules pendants, volumineux et chauds, ou bien l'épididyme manifestement engorgé et douloureux.

Pendant longtemps la maladie, aussi bien chez la jument que chez le cheval, ne se révèle que par ces manifestations locales, et les animaux, quoique malades depuis un mois et plus, conservent, ainsi que je l'ai déja dit, toutes les apparences de la santé.

Parfois cependant on constate, paraît-il, quelques modifications dans l'habitude générale, qui est moins bonne, un peu de tritesse passagère, un appétit capricieux, et même, de temps à autre, un léger mouvement fébrile. Puis la santé générale s'altère, l'animal maigrit bien qu'il conserve encore un bon appétit. Cet amaigrissement s'observe d'abord dans l'arrière-main ; les muscles de la région lombaire et de la croupe diminuent de volume, les saillies osseuses de ces régions deviennent plus apparentes, le dos se vousse en même temps qu'il acquiert une sensibilité exagérée.

Examiné à l'écurie, l'animal ne paraît pas malade ; au moment où on le sort, il manifeste encore sa gaieté et sa vivacité habituelles ; soumis à l'exercice, il montre d'abord la même énergie, la même franchise d'allures qu'en santé. Mais si l'on prolonge l'exercice, surtout à une allure un peu rapide, on voit tout à coup l'un des boulets postérieurs se fléchir brusquement et la croupe s'affaisser comme si l'animal avait fait un faux pas, et ce symptôme se reproduit plusieurs fois sans cause déterminante apparente. On peut considérer ce symptôme important comme marquant le passage de la première à la seconde période de l'affection. Elle date alors de 1, 2, 4 et même 6 mois, suivant les circonstances.

Deuxième degré. — Pendant toute la première période, les symptômes locaux, ceux qui ont pour siége la sphère génitale, tiennent le premier rang sur la scène morbide ; à partir de maintenant, il n'en est plus ainsi : ces symptômes disparaissent peu à peu ou s'amoindrissent, ou, pour le moins, perdent beaucoup de leur importance. Ce sont au contraire les phénomènes généraux, dépendant de modifications survenues dans les fonctions de nutrition et de relation,qui deviennent prédominants. D'ailleurs ils se ressemblent assez dans les deux sexes pour qu'il soit inutile de les décrire séparément chez le mâle et chez la femelle.

Rien d'important à signaler dans l'habitude extérieure, sinon une légère expression de tristesse qui, pour un observateur attentif, peut faire dire que l'animal n'est plus dans son état de santé habituel. Rien non plus dans la respiration et la circulation qui, pourtant, s'accélèrent plus vite qu'à l'état physiologique sous l'influence d'un exercice un peu actif. L'appétit n'offre rien de particulier ; il peut rester excellent ou se montrer plus ou moins capricieux. Mais la nutrition a déjà reçu une atteinte profonde : l'animal maigrit, et cet amaigrissement est surtout sensible et rapide dans les parties postérieures du corps, dont les saillies osseuses s'accusent plus fortement sous la peau. La croupe devient anguleuse, les reins se voussent (dos de mulet, dos de carpe), la corde du flanc se dessine plus fortement, ainsi que la *raie de misère* ; les muscles de lombes, de la croupe, de la face antérieure de la cuisse (muscles rotuliens) diminuent de volume, s'émacient plus ou moins rapidement et plus ou moins complètement.

La sensibilité générale ne paraît pas diminuée ; celle de la région lombaire est, au contraire, exagérée jusqu'à la douleur, et quand on pince cette région, tantôt l'animal s'affaisse presque jusqu'à tomber, tantôt il réagit et *fait le gros dos comme un chat en colère* (Trélut).

Mais c'est surtout la fonction locomotrice qui se montre profondément atteinte. Déjà, au repos et à l'écurie, l'animal témoigne que la contraction musculaire ne jouit plus, chez lui, de toute son énergie, dans l'arrière-main tout au moins ; beaucoup de malades restent moins longtemps debout qu'en santé ; ils sont souvent couchés et leur décubitus se prolonge longtemps ; d'autres trépignent des pieds postérieurs en même temps qu'ils engagent plus ou moins les membres antérieurs sous le centre de gravité : ils sont sous eux du devant. En action, leur démarche offre une raideur toute particulière, la croupe vacille, les membres postérieurs chassent avec peine le poids du corps en avant ; ils se portent eux-mêmes en avant avec peine, tout d'une pièce, et le pied de derrière ne vient pas recouvrir la piste du pied de devant. Souvent aussi, surtout à une allure rapide, l'un des boulets postérieurs se fléchit brusquement au moment de l'appui, et la croupe s'affaisse comme si l'animal avait fait un faux pas.

Alors apparaît, sans cause provocatrice, une boiterie plus ou moins forte de l'un ou de l'autre des membres postérieurs, boiterie que n'explique dans beaucoup de cas aucune lésion apparente, mais qui, souvent aussi, trouve son explication dans un gonflement douloureux d'une grande articulation (boulet, jarret, articulation fémoro-rotulienne). Ces boiteries persistent plus ou moins longtemps, 4, 8, 12 jours et davantage, puis disparaissent comme elles étaient venues, sans causes appréciables.

C'est aussi dans le cours de cette deuxième période qu'on voit survenir des paralysies partielles, des lèvres, des joues, des oreilles, des paupières, etc., paralysies qui en général persistent ensuite indéfiniment, mais quelquefois disparaissent comme elles étaient venues. La parésie postérieure peut même augmenter subitement au point d'amener une véritable paraplégie, laquelle peut également se dissiper d'elle-même après 5, 8 et 12 jours sans laisser d'autres traces qu'une faiblesse un peu plus grande de l'arrière-main.

On comprend facilement que, dans ces conditions, le service du cheval étalon soit difficile. Et, en effet, sans qu'il y ait impuissance génitale à proprement parler, l'étalon est cependant plus froid, moins porté à l'accouplement ; les érections sont moins fréquentes, plus lentes et moins complètes. La monte est rendue difficile et plus tard impossible par la difficulté et l'impossibilité où l'animal se trouve d'effectuer le *cabrer*.

Un autre symptôme très-important, qui appartient également à cette période, bien qu'il puisse aussi, comme du reste la boiterie elle-même, se montrer parfois comme symptôme précoce, consiste dans l'apparition sur différentes parties du corps — l'encolure, l'épaule, les côtes, le flanc, les membres — de tumeurs arrondies, peu proéminentes, dont l'étendue varie entre celle d'une pièce d'un franc et celle de la paume de la main, tumeurs affectant la forme de plaqnes très-nettement circonscrites, non acuminées mais plutôt plates, et qui ont leur siége dans l'épaisseur même du derme.

Ces plaques cutanées, un peu molles au début, peu chaudes, peu douloureuses à la pression, prennent ensuite une consistance plus ferme, elles persistent pendant, 8, 10 et 15 jours, plus ou moins, puis disparaissent graduellement, quelquefois assez vite, par résolution, sans laisser de traces. Elles ne sont jamais bien nombreuses à la fois, 2, 4, 8, mais elles peuvent se montrer à plusieurs reprises pendant le cours de la maladie.

Enfin la jument pleine ou qui le devient après un coït infectant avorte souvent pendant cette période, c'est-à-dire entre trois et six mois de sa gestation.

Tels sont les symptômes de la maladie pendant cette seconde période, qui peut être fort longue, car elle peut durer depuis un ou deux mois jusqu'à six, huit mois, un an et plus.

Ajoutons que, pendant sa durée, il est ordinaire de remarquer des alternatives de mieux et d'aggravation, desquelles il est difficile de rien conclure relativement au pronostic ; que pendant son cours peuvent survenir diverses complications, parmi lesquelles on a signalé des mammites se terminant souvent par la formation d'abcès, des orchites, des ophthalmies plus ou moins graves, des abcès dans diverses régions du corps, du jetage nasal, des engorgements ganglionnaires dans la région inguinale, etc., et même la morve.

3e *degré*. — Tous les symptômes s'aggravent peu à peu ; la nutrition s'altère de plus en plus, la maigreur devient de l'émaciation, puis du marasme ; la parésie devient paralysie véritable ; l'animal se tient debout de plus en plus difficilement, le décubitus finit par être constant. Alors des excoriations, des eschares se produisent aux points les plus saillants et qui portent le plus souvent sur le sol ; des plaies suppurantes leur succèdent qui conduisent lentement le malade à la mort. Ou bien surviennent quelques affections intercurentes, au nombre desquelles il faut citer comme la plus fréquente une pneumonie hypostatique, qui accélèrent la terminaison fatale.

La durée totale de la maladie est en quelque sorte indéterminée ; tantôt elle parcourt rapidement toutes ses phases et se termine soit par la guérison (très-rare), soit (habituellement) par la mort, dans l'espace de quelques mois, un à trois ; tantôt elle marche avec une grande lenteur, et dure un an, dix-huit mois et même deux ans.

Telle est, d'une manière générale, la *maladie du coït* dans son expression symptômatologique ; dans une autre leçon, nous verrons, en analysant les symptômes que nous ont présentés les deux sujets que nous avons eus en observation, en quoi ces deux cas ressemblent à cette description générale et en quoi ils en diffèrent.

(2e LEÇON.)

Dans un précédent entretien, je me suis appliqué à vous faire connaître la Dourine, telle qu'on peut s'en faire une idée d'après les descriptions, déjà nombreuses et passablement concordantes, qu'en ont données les auteurs; je veux aujourd'hui m'efforcer de résumer, en les groupant de manière à les fixer plus facilement dans votre mémoire, les symptômes que nous ont offerts, depuis qu'ils sont dans notre service de clinique, les deux sujets *Kouina et Zaatchi*, que l'administration nous a fait envoyer d'Afrique pour servir à nos études. Ce résumé ne vous dispensera pas de lire les observations détaillées de ces deux malades, prises jour par jour et avec beaucoup de soin par vos camarades, MM. Thomas et Bourg.

Quand nous avons reçu ces étalons, le 21 janvier 1877, la maladie était déjà ancienne chez tous les deux; elle datait au moins du 28 juin pour Zaatchi et du 16 juillet pour Kouina. Nous ne savons donc de la première période de l'affection, que ce que nous en trouvons dans les rapports des vétérinaires qui ont eu à leur donner des soins. Ces renseignements peuvent se résumer à peu près ainsi :

Pour *Kouina*, fort engorgement du fourreau ; plaques cutanées en arrière de l'épaule; boiteries intermittentes ; appétit capricieux ; crampes fréquentes dans les deux membres postérieurs.

Pour *Zaatchi* , engorgement du fourreau ; œdème sous-sternal ; plaques cutanées ; boiteries intermittentes ; faiblesse progressive de l'arrière-train ; amaigrissement également progressif ; appétit capricieux.

Il n'est fait nulle mention, pour ces deux étalons, de l'éruption primitive des organes génitaux. Nous savons que cette éruption peut manquer, et il est probable qu'elle a fait défaut dans ces deux cas.

La maladie était depuis longtemps entrée dans sa deuxième période quand ces sujets ont été confiés à nos soins, le 21 janvier dernier.

Voici quels ont été les symptômes observés depuis cette époque :

Organes génitaux. — Nous avons fait coucher nos deux sujets sur un bon lit de paille et nous avons procédé à une inspection minutieuse des organes génitaux, inspection qui nous a donné le résultat suivant :

Chez *Zaatchi*, nous trouvons la queue de l'épididyme droit un peu engorgée et dure, les deux testicules un peu mous et peut-être un peu moins volumineux qu'ils ne devraient l'être. Chez *Kouina*, les épididymes sont sains, les testicules en bon état, peut-être un peu mous. Chez l'un comme chez l'autre, il n'y a ni engorgement du fourreau, ni du scrotum, ni pustules, ni papules, ni ulcérations, ni érosions, en un mot, aucune espèce de lésions sur les organes génitaux, notamment sur la verge qui est sortie entièrement du fourreau pour cette exploration. Le méat urinaire paraît un peu rouge, mais il n'y a aucun écoulement par l'urèthre; une pression exercée sur le canal depuis l'arcade ischiale jusqu'au méat ne fait sortir qu'une goutte de sérosité limpide, transparente comme de l'eau, à peine visqueuse. En un mot, à ce premier examen, les organes génitaux paraissent sains ou si peu altérés (chez *Zaatchi* seulement) que, si l'on n'était prévenu, on n'hésiterait pas à les déclarer non malades.

Il faut ajouter, toutefois, que depuis, nous avons pu constater chez *Zaatchi*, à deux reprises différentes, une légère tuméfaction œdémateuse du fourreau, qui a persisté chaque fois pendant quelques jours et s'est dissipée spontanément, comme elle était venue.

Depuis qu'ils sont en observation, on a vu assez souvent nos deux malades en érection ; la verge a paru avoir, dans tous les cas, ses dimensions normales ; nous n'avons point observé, notamment, ce champignon énorme dont parlent les auteurs.

Mis en présence d'une jument d'expérience, nos eux étalons ont manifesté le désir de la saillir ; ils sont entrés assez franchement en érection, toutefois plus lentement qu'ils ne le faisaient sans doute quand ils étaient en bonne santé ; mais ils n'ont pu parvenir à effectuer la monte, non par impuissance génitale, mais par impuissance musculaire, la faiblesse du train postérieur ne leur permettant pas de se dresser sur leurs pieds postérieurs pour effectuer la monte.

Cette expérience, répétée plusieurs fois, a toujours donné jusqu'ici le même résultat négatif, sauf une fois où *Zaatchi*, ayant pu être hissé sur la jument, a pu effectuer l'intromission, mais non l'éjaculation.

Nous avons constaté encore, dans ces expériences, qu'il s'écoulait par l'urèthre, pendant l'érection, une grande quantité d'un fluide séreux, limpide, presque aussi clair que l'eau, à peine visqueux, provenant sans doute de la prostate, fluide dont nous avons pu recueillir une certaine quantité pour l'injecter dans le vagin d'une jument d'expérience, mais jusqu'ici sans résultat appréciable.

L'appétit a toujours été bon, on peut même dire excellent, surtout chez *Kouina*, sauf pendant quelques jours, du 4 au 7 février, pendant lesquels il a été un peu moins vif qu'à l'ordinaire chez *Zaatchi*, à la suite d'excitations sans résultat pour saillir la jument.

La digestion stomacale et intestinale n'a jamais éprouvé de dérangements appréciables, il n'y a eu jusqu'ici ni coliques, ni constipation, ni diarrhée.

Respiration et circulation. — La respiration a toujours été parfaitement calme, facile, régulière, ainsi qu'en témoignent les tracés que nous en avons pris ; les mouvements respiratoires ont été, en général, chez *Kouina*, de 10 à 12 par minute, s'abaissant quelquefois à 9, pour s'élever très-rarement à 14 ; chez *Zaatchi*, de 11 à 14, s'abaissant quelquefois à 10, pour s'élever rarement à 15 ou 16. Pas le moindre soubresaut, ni rien qui témoigne d'une gêne quelconque dans l'accomplissement de cette fonction,

Le pouls également a toujours été parfaitement calme, régulier, suffisamment développé, oscillant, chez *Kouina*, entre 33 et 36, sauf au plus fort d'une attaque de paralysie où nous l'avons vu monter, le 5 février, à 42 puis à 50, pour redescendre dès le 6 au matin à 36. Chez *Zaatchi*, il a été toujours un peu plus fréquent, oscillant entre 42 et 48 pulsations, sans jamais dépasser ce dernier chiffre.

Ce que nous venons de dire de la respiration et de la circulation s'applique à nos malades étudiés à l'écurie et dans l'état de calme parfait. Que si, au contraire, ils sont soumis à une excitation quelconque, comme celle qui résulte d'efforts faits pour saillir la jument, d'un exercice au trot pendant quelques minutes, ou des efforts pour se dégager quand on les a couchés sur un lit de paille pour explorer l'appareil génital, on voit ces deux fonctions se modifier rapidement et profondément. La respiration se presse; nous l'avons vue s'accompagner de cornage chez *Kouina* dans une séance de transfusion de son sang à un cheval d'expérience et plusieurs fois depuis; le pouls s'accélère et monte à 80 ou 90 par minute; les battements du cœur contre la poitrine deviennent forts, retentissants, tumultueux. Mais ces phénomènes se dissipent graduellement, peu à peu, et après quelques heures de repos, le calme est revenu complètement.

Ces troubles respiratoires et circulatoires sous l'influence d'une excitation même légère peuvent-ils être mis sur le compte d'une anémie que peut facilement faire admettre l'état de maigreur prononcé de nos deux malades ?

Pour répondre à cette question, il eût été très-intéressant d'avoir une analyse complète et bien faite du sang de ces deux chevaux; mais c'est là une opération longue, difficile, exigeant une grande habitude des manipulations chimiques. J'ai voulu y suppléer par la numération des globules rouges et blancs de nos deux sujets et M. Peuch a bien voulu se charger de faire cette numération. En voici le résultat :

Zaatchi. — Globules rouges : 6,055,375 par millimètre cube.
Globules blancs : 42,083 —
Proportion des globules blancs aux globules rouges $= \frac{1}{143}$.

Kouina. — Globules rouges : 7,937,375 par millimètre cabe.
Globules blancs : 25,250 —
Proportion des globules blancs aux globules rouges $= \frac{1}{314}$.

Les proportions de ces éléments chez un cheval bien portant et bien nourri étant, d'après M. Malassez (Bouley, art. *Morve*) :

Globules rouges : 4,980,000 par millimètre cube.
Globules blancs : 4,500 —
Proportion des globules blancs aux globules rouges $= \frac{1}{1105}$.

Il en résulte que, d'après cette investigation, nos chevaux ne peuvent, ni l'un ni l'autre, être dits anémiques ; mais qu'il y a chez tous les deux, surtout chez *Zaatchi*, un certain degré de *leucocytose*.

Cette donnée est-elle bien importante ? Je ne sais ; en tout cas, il était bon de la consigner ici.

Nutrition. — Ces deux chevaux nous sont arrivés dans un état de maigreur prononcée, maigreur surtout remarquable dans les régions postérieures du corps, les reins, la croupe, les cuisses et surtout la partie antérieure de cette dernière région ; mais depuis que nous les avons en observation, la maigreur n'a pas augmenté, peut-être même sont-ils aujourd'hui, sous ce rapport, en meilleur état qu'au moment de leur arrivée.

Il était intéressant de savoir si l'activité de la désassimilation, dont la maigreur témoigne, s'accuse par une augmentation dans la proportion des produits azotés, et notamment de l'urée, expulsés dans les 24 heures. M. Péteaux, professeur de chimie à notre Ecole, a bien voulu se charger de faire cette recherche, et voici la note qu'il a bien voulu me remettre sur ce point important :

« Sur la demande de notre honoré collègue, M. le « Professeur Saint-Cyr, nous avons examiné, particu- « lièrement au point de vue de la proportion d'urée « l'urine provenant d'un cheval, *Kouina*, atteint de la

« *maladie du coït*, qui était en observation dans les
» hôpitaux de l'Ecole. »

« Les dosages ont été faits au moyen de l'hypo-
« bromite de soude (procédé d'Esbach) sur des échan-
« tillons d'urine filtrée. Nous nous étions préalablement
« assuré que la présence de l'acide hippurique n'en-
» trainait aucune erreur. »

« Le tableau suivant indique les résultats obtenus :

DATES ET HEURES		QUANTITÉ D'URINE RECUEILLIE	URINE TOTALE POUR 24 HEURES	DENSITÉ		PROPORTION D'URÉE PAR LITRE	QUANTITÉ D'URÉE EN 24 HEURES	OBSERVATIONS.
				Urine non filtrée	Urine filtrée			
1877								
23 mars	5 h. soir (le 22) à 8 h. m. 8 h. du matin à 5 h. s.	2000 cc 600 cc	2600 cc	1,06 1,065	1,05 1,06	36 gr. 39,»	92,4	Urine visqueuse, très-filante, fortement colorée.
24 mars	5 h. soir à 8 h. matin. 8 h. matin à 5 h. soir.	1250 cc 940 cc	2190 cc	1,06 1,06	1,06 1,05	38,» 37,1	83,37	id.
25 mars	5 h. soir à 8 h. matin. 8 h. matin à 5 h. soir.	1400 cc 600 cc	2000 cc	1,06 1,06	1,05 1,05	35,4 38,5	72,69	id.
26 mars	5 h. soir à 8 h. matin. 8 h. matin à 5 h. soir.	1800 cc 800 cc	2600 cc	1,05 1,06	1,05 1,05	36,2 38,»	95,56	id.
27 mars	5 h. soir à 8 h. matin. 8 h. matin à 5 h. soir.	1450 cc 770 cc	2220 cc	1,07 1,06	1,05 1,05	38,2 38,»	84,65	id.
28 mars	5 h. soir à 8 h. matin.	2000 cc		1,05	1,05	34,4	» »	Moins filante.

J. PÉTEAUX. »

Il résulte de ces analyses que la proportion d'urée rendue par *Kouina* en 24 heures a été, en moyenne de 35,17 pour 1000 d'urine évacuée pendant le même temps. — Or, cette proportion, dans l'état de santé, étant seulement de 13,4 pour 1000 (Zundel, *Dictionnaire de médecine et de chirurgie vétérinaires d'Hurtrel d'Arboval*, 3e édition, art. *urine*) chez le cheval, on voit qu'il y a eu réellement, chez notre malade, excès dans l'excrétion de ce produit de désassimilation.

Calorification. — Cependant, l'état de la calorification chez nos malades n'accuse pas une suractivité des combustions organiques. Dans les tracés thermométriques relevés jour par jour par MM. Bourg et Thomas, vous pouvez remarquer combien la température est peu élevée, oscillant entre 38° et 38°, 5, avec quelques dixièmes de degrés, tantôt en plus, tantôt en moins. Vous voyez combien la courbe de ces tracés est régulière, avec son abaissement matinal et son élévation vespérale. C'est absolument l'état physiologique. Signalons cependant une particularité assez remarquable observée chez *Kouina* : elle consiste en une surélévation, d'ailleurs légère, de la température, observée du 9 au 13 février, où elle oscille aux environs de 38°,5 sans dépasser 38°,8 et surtout dans l'irrégularité de la courbe qui figure ces fluctuations journalières. L'animal était alors convalescent de cette attaque de paralysie dont j'ai déjà parlé et sur laquelle je reviendrai bientôt.

Du reste, ce léger trouble a été de courte durée et dès le 13 au soir la courbe avait repris sa régularité habituelle.

Passons maintenant aux fonctions de relation.

La *sensibilité* ne nous a pas offert de particularités importantes à signaler. Notons cependant que la sensibilité générale nous a semblé entièrement conservée, peut-être même augmentée. C'est du moins ce qui nous a paru résulter, non-seulement de l'exploration de cette fonction pratiquée au moyen d'attouchements et de piqûres sur différentes régions du corps, mais encore de l'expérience suivante faite à l'aide de l'électricité.

J'ai déjà dit que, peu de jours après leur arrivée, nous avons fait coucher ces deux chevaux, afin d'examiner de plus près les organes génitaux ; nous en avons profité pour étudier, au moyen de l'électricité, l'état de la contractilité musculaire. Je reviendrai dans un instant sur le résultat que cet examen nous a donné sous ce rapport, mais je vous rappellerai ici que ces deux sujets se sont montrés extrêmement sensibles à l'action du courant induit, que dès que nous mettions les deux rhéophores en contact avec leur peau, ils se livraient à des mouvements violents, dénotant qu'ils éprouvaient une vive douleur, ou pour le moins, une impression très-pénible, très-désagréable. Vous savez notamment qu'il nous a été impossible de constater si les muscles des lèvres et des oreilles, paralysées chez *Kouïna*, étaient encore excitables par l'électricité, tant étaient violents, désordonnés, les mouvements auxquels il se livrait dès que les extrémités des fils conducteurs venaient à toucher, si peu que ce fût, si faible que fût le courant, la peau de ces régions. De ces divers essais, nous pouvons donc conclure, je le répète, que la sensibilité générale est, sinon augmentée, du moins entièrement conservée.

Nous n'hésiterons même pas à dire que la sensibilité de la région lombaire en particulier est manifestement exagérée. Il nous serait sans doute difficile d'affirmer que cette région est indubitablement douloureuse, bien que l'attitude ordinaire de ces sujets nous autorise jusqu'à un certain point à supposer qu'elle est le siége d'une douleur sourde et continue. Vous les voyez, en effet, tenir constamment les pieds postérieurs engagés assez fortement sous le centre de gravité, et la colonne dorso-lombaire, voussée en contre-haut, offrir cette conformation particulière désignée sous le nom de dos de carpe. Ce qui est indubitable, en tout cas, c'est que lorsqu'on pince les reins, cette région fléchit brusquement, ainsi que les jarrets, et que, si on presse plus fortement, ces animaux, dont le caractère est extrêmement doux, cherchent à se défendre, signe évident d'une assez vive douleur.

Mais c'est la *fonction locomotrice* et, d'une manière plus générale, la *musculation*, qui nous fournit les symptômes les plus importants et les plus caractéristiques.

Déjà, lorsqu'on les observe au repos, dans leur stalle, ces sujets nous offrent quelques signes évidents, de faiblesse musculaire, particulièrement dans le train postérieur. D'abord le décubitus est plus fréquent et plus prolongé que dans l'état de santé. Debout, ces animaux changent très-souvent le membre postérieur à l'appui ; parfois même ce changement se répète assez fréquemment pour qu'on puisse dire qu'ils piétinent.

Exercés à l'allure du pas, on observe chez eux une raideur toute spéciale et très-remarquable du train de derrière. La détente des membres postérieurs ne chasse pas franchement et vigoureusement le corps en avant ; ces membres eux-mêmes se portent en avant avec molesse et raideur, tout d'une pièce ; la démarche est automatique ; les pas sont raccourcis et le pied de derrière reste souvent en arrière de la piste du pied antérieur correspondant. Quand il vient à l'appui, ce même pied postérieur ne rencontre pas le sol franchement par sa face plantaire, et parfois le boulet, qui n'est pas assez étendu à ce moment, fléchit brusquement sous le poids du corps, et la croupe s'affaisse comme si l'animal avait fait un faux pas. Tous ces symptômes s'accentuent encore davantage à une allure rapide, comme le trot, et les faux pas deviennent alors plus fréquents.

L'action du cabrer est devenue extrêmement difficile,

même impossible, et cette extrême faiblesse des muscles du train postérieur nous a mis dans l'impossibilité jusqu'ici de faire saillir par eux une jument d'expérience. Parfois, ils réussissent encore, en déployant toute leur énergie, à se dresser sur leurs pieds postérieurs, mais jamais assez complètement et assez longtemps pour effectuer la monte.

A plusieurs reprises, nous avons constaté chez nos deux sujets une boiterie plus ou moins forte de l'un ou de l'autre membre postérieur, plus souvent du membre droit, boiterie survenue inopinément, sans cause appréciable, qui durait quelques jours et disparaissait peu à peu comme elle était venue. Chez *Zaatchi*, un gonflement un peu chaud et douloureux de la synoviale articulaire du jarret, qui s'est montré en même temps que la boiterie, a pu être considéré par nous comme la cause de celle-ci ; mais chez *Kouina*, nous n'avons observé aucune lésion articulaire concomitante. Chez ce dernier, nous avons constaté en outre, le 17 février, une douleur très-vive, avec boiterie intense du membre antérieur droit, apparue à la suite d'efforts infructueux faits par cet étalon pour effectuer la monte, et que nous avons mis sur le compte d'un écart de l'épaule qu'il aurait pu se faire en descendant maladroitement de dessus la jument, mais qui n'avait peut-être pas d'autre cause que la maladie elle même. En tout cas, cette boiterie, comme les autres, avait à peu près complètement disparu le 23.

Ce même étalon, *Kouina*, a été pris, vous le savez, le 2 février, d'une véritable attaque de paraplégie presque complète, qui le mit dans l'impossibilité de se lever et de se tenir debout seul, et nous obligea à avoir recours de temps à autre à la suspension, afin d'éviter les excoriations, les plaies, les eschares qu'aurait pu amener un décubitus prolongé. Du reste, cette paraplégie, comme les boiteries, se dissipa peu à peu spontanément ; elle avait presque complètement disparu le 12 février, et, actuellement, *Kouina* a peut-être plus de force dans le train postérieur que son camarade *Zaatchi*, qui n'a jamais offert de paralysie complète, mais seulement cette raideur particulière de l'arrière-main que j'ai signalée plus haut.

Chez ce même *Kouina*, il y avait déjà, au moment où nous l'avons reçu, le 21 janvier, paralysie complète des deux lèvres, du bout du nez et des oreilles, paralysies partielles qui ne sont pas signalées dans les observations qui accompagnaient ces chevaux, rédigées par les vétérinaires qui les avaient soignés en Afrique. Elles ont dû se produire, soit pendant la traversée de Constantine à Marseille, soit pendant le trajet en chemin de fer de Marseille à Lyon. Depuis lors, ces paralysies sont restées ce qu'elles étaient au début, sans augmenter ni diminuer. Elles donnent à l'animal qui les présente un aspect des plus bizarres, avec ses lèvres pendantes et flasques, ses oreilles tombantes, comme celles de certaines races de porcs ; et vous savez aussi combien cette paralysie des lèvres rend difficile pour le pauvre animal la préhension des aliments et des boissons.

Ainsi le système locomoteur est profondément atteint chez nos deux malades, surtout dans les muscles de l'arrière-main, dont le volume est très-sensiblement diminué, et dont le fonctionnement est très-imparfait. Il y a évidemment parésie de ces muscles, avec contracture de quelques-uns d'entre eux. C'est ainsi que lorsque les animaux s'appuient normalement sur leurs deux pieds postérieurs, on constate aisément que les muscles rotuliens, — triceps crural et du fascia-lata, — considérablement diminués de volume, se dessinent sous la peau comme des cordes raides, tendues, et dures au toucher.

Nous avons dû rechercher si ces muscles, dont la nutrition et le fonctionnement sont si imparfaits, sont encore sensibles à l'excitation électrique. C'est ce que nous avons fait le 23 janvier dernier.

Nous nous sommes servis pour cela d'un appareil de Gaiffe, à courants induits et interrompus. Après avoir couché ces sujets, pour procéder plus commodément à cette exploration, nous avons mis les deux pôles de la pile en contact avec différents muscles, les fessiers, les ilio-rotuliens, les ischio-tibiaux, les extenseurs et fléchisseurs du métatarse et du pied, et tous ces muscles, même ceux qui paraissent les plus atrophiés, ont répondu franchement à l'excitation électrique, c'est-à-dire qu'ils se sont contractés immédiatement, sans retard et avec énergie. Ces organes ont donc conservé leur faculté contractile, et ce n'est point par la perte de cette faculté qu'on peut expliquer leur impuissance avérée.

C'est donc probablement parce qu'ils ne reçoivent plus de la moelle l'excitation nécessaire qu'ils ne remplissent plus que très-imparfaitement leurs fonctions.

Peut-être, cependant, quelques-uns ont-ils perdu un certain nombre de leurs fibres contractiles; peut-être à l'autopsie trouvera-t-on chez eux un certain degré d'altération trophique; cela est même probable; mais les fibres qui restent sont intactes et se contractent parfaitement. Voilà ce qu'on peut conclure de cette expérience et ce qu'il était important de constater.

Il eût été très-intéressant de savoir si les muscles des lèvres, du bout du nez, des oreilles, qui sont tout à fait paralysés chez *Kouina*, étaient encore excitables par l'électricité, j'ai déjà dit que l'extrême sensibilité de ce malade ne nous avait pas permis de faire l'expérience.

Enfin, nous devons encore signaler un autre symptôme très-important, indiqué comme tel par presque tous les auteurs : je veux parler de ces *plaques* que nous avons vues survenir à diverses reprises sur différentes régions de la peau, chez *Zaatchi*. Ce sont, vous vous le rappelez, des intumescences de la peau, aussi régulièrement circulaires que si on les avait tracées au compas, formant une saillie de 3 à 4 millimètres au plus au-dessus de la peau saine environnante, d'un diamètre variable entre 12 ou 15 et 40 à 50 millimètres, que nous avons vues survenir sur l'encolure, sur les côtes, sur le flanc, sur l'épaule, la cuisse, le fourreau et quelques autres régions. Elles apparaissent sans phénomènes précurseurs, au nombre de 2 à 4 au plus à la fois, sur divers points du corps plus ou moins distants les uns des autres. Un peu molles au début, elles durcissent un peu les jours suivants; non œdémateuses, aplaties à leur surface, même un peu déprimées au centre, fort peu sensibles à la pression, elles ne déterminent ni douleur ni prurit. Pas de soulèvement de l'épiderme, pas de suintement séreux ; à peine un léger hérissement des poils à leur surface. Tels sont les principaux caractères de ces intumescences ou plaques cutanées.

Elles persistent pendant 6, 8 ou 12 jours, puis s'affaissent peu à peu et disparaissent sans laisser de traces; après quoi d'autres se montrent à des intervalles indéterminés.

Tels sont les symptômes que nous ont présentés jusqu'à ce jour nos malades. Vous voyez, messieurs, qu'en vous les résumant, je vous ai fait une seconde fois la description à peu près complète de la maladie.

Il serait donc inutile d'insister pour vous faire remarquer combien les deux cas que nous avons sous les yeux reproduisent fidèlement le tableau que nous en ont tracé les auteurs. Mais vous voyez aussi que ce tableau, pour être complet, a dû emprunter ses traits, tantôt à l'un, tantôt à l'autre de nos deux malades. Considérée chez un seul, l'expression symptomatologique serait donc incomplète et vous comprenez aisément qu'il doit souvent en être ainsi.

Il nous reste à examiner maintenant quels sont ceux de ces symptômes sur lesquels on doit principalement s'appuyer pour établir le diagnostic. Ce sera le sujet d'un autre entretien.

(3e LEÇON).

Diagnostic. — Si vous vous reportez à ce que nous avons dit dans nos deux précédentes leçons, et si vous le comparez à ce que vous avez pu constater vous-mêmes chez nos deux malades, vous devez vous dire qu'il est, en définitive, bien peu d'affections qui s'accusent par un ensemble de symptômes plus constants, plus uniformes et plus significatifs ; et vous avez raison si vous considérez la maladie dans son ensemble et dans sa marche. Et cependant, si un propriétaire vous eût présenté, il y a quelques jours, un de ces étalons en vous disant : « Depuis quelque temps mon cheval est évidemment malade ; il mange encore, mais il dépérit ; il a sensiblement maigri ; il est faible du train postérieur, raide dans sa démarche, et, lorsqu'il va pour la monte, outre qu'il a moins d'ardeur qu'autrefois, il éprouve beaucoup de difficultés pour se dresser sur ses jarrets. » Si, dis-je, l'un de ces chevaux vous eût été présenté avec ces seuls renseignements, — et ce sont là, je crois, à peu près tous ceux qu'un propriétaire non encore éclairé par une expérience antérieure aurait pu vous donner, — vous auriez été sans doute fort embarrassés pour reconnaître, même après un examen attentif, la maladie à laquelle vous auriez eu affaire ; et je n'hésite pas à vous dire que, très-probablement je l'eusse été autant que vous. Et de fait, tous ceux qui ont eu à observer pour la première fois, inopinément, cette singulière affection, ont été dans le même embarras. C'est M. Signol, en 1847, qui l'observant en Afrique, chez un grand nombre de juments de la tribu des Rigas, ne voit en elle qu'une *paraplégie des mieux caractérisées* ; — c'est M. Trélut, en 1860, qui reconnait bien en elle une *altération profonde de l'organisme*, mais sans pouvoir lui assigner sa véritable cause, etc., etc.

C'est qu'en effet, si, pour celui qui est prévenu, qui sait d'avance à quoi il a affaire, l'ensemble des symptômes est des plus expressifs, aucun de ces symptômes cependant, considéré isolément, n'est vraiment pathognomonique.

Je ne parlerai pas de ceux du début : nous ne les avons pas vus. Il paraît cependant, à en juger par ce qu'en disent les auteurs, qu'il n'y a pas, à ce moment où tous les symptômes se concentrent sur la sphère génitale, qu'il n'y a pas, dis-je, de lésions constantes et univoques. L'éruption, signalée par les observateurs, outre qu'elle peut manquer, — qu'elle manque souvent au dire de ceux qui semblent avoir le mieux étudié la maladie, — se présente, quand elle existe, avec des caractères si variables, si polymorphes, — papules, vésicules, pustules, ulcérations, macules, que sais-je encore? — qu'il est bien difficile, semble-t-il, d'asseoir sur elle un diagnostic certain. — Peut-être, chez la jument, faudrait-il accorder un peu plus de confiance à l'écoulement catarrhal qui se fait par la vulve et à la tuméfaction œdémateuse des lèvres de celle-ci, deux symptômes qui paraissent assez constants, et qui, lorsqu'on les observe chez une jument saillie depuis peu, doivent faire penser à la *dourine*.

Mais quand la maladie est arrivée à la deuxième période, lorsque, ainsi que c'était le cas chez nos malades, il n'existe plus rien du côté des organes génitaux, la difficulté du diagnostic peut être, je le répète, très-grande.

La maigreur, en effet, est bien un symptôme de cette maladie, même un symptôme important. Mais tant de causes, non-seulement pathologiques, mais aussi physiologiques, — peuvent la produire, qu'elle ne peut avoir, — à elle seule, — quelque valeur diagnostique que pour un esprit déjà prévenu et mis sur la voie.

J'en dirai autant de la *sensibilité exagérée de la région lombaire*, si expressive quand on sait lui donner sa véritable signification, mais si difficile à interpréter, quand on ignore absolument ce à quoi on peut avoir affaire. — D'autant plus que cette sensibilité peut se retrouver presque au même degré et avec les mêmes caractères dans d'autres affections fort différentes de celle-ci, parmi lesquelles il me suffira de citer la néphrite.

La *faiblesse des reins*, la *raideur* de la locomotion ont-elles une signification plus précise ? Evidemment non. Elles peuvent, en effet, dépendre d'une entorse dorso-lombaire, d'un tour de reins, comme nous disons dans notre langage technique, ou bien d'une lésion primitive de la moelle, de ses enveloppes ou des vertèbres elles-mêmes, tout aussi bien que de la dourine.

De même, cette flexion brusque de l'un des boulets postérieurs pendant la marche, si importante comme manifestation de la maladie, ne peut-elle pas passer inaperçue, ou être mise sur le compte d'un simple faux pas purement accidentel ?

Cependant, si tous ces symptômes se montrent réunis chez le même malade, et si ce malade est en même temps un reproducteur, c'est-à-dire un cheval entier servant d'étalon ou une jument saillie depuis peu, ils doivent donner l'éveil, et vous devez songer à la possibilité de la maladie du coït, surtout si la maigreur porte principalement sur les muscles de l'arrière-main; — les reins, la croupe, la fesse, la région antérieure de la cuisse, — et si elle semble affecter n'importe lequel de ses groupes musculaires plus que les autres ; si en même temps la région lombaire est voussée de manière à donner à l'animal cette conformation que l'on appelle le dos de mulet, le dos de carpe; si la raideur de la démarche offre quelques-uns de ces caractères que je vous faisais remarquer dans notre dernier entretien; si enfin, — et c'est là un signe d'une importance capitale, — si vous observez de temps à autre pendant la marche ces flexions brusques du boulet qui simulent un faux pas.

Vos soupçons acquierront un grand degré de probabilité si, aux symptômes précédents, viennent s'ajouter ces intumescences circulaires, ces plaques cutanées que vous avez pu étudier chez *Zaatchi*, dont je me suis efforcé de préciser les caractères dans la dernière leçon, et que tous ceux qui ont décrit cette maladie ont signalé comme un symptôme précieux pour le diagnostic ; ou bien ces paralysies locales, dont *Kouina* nous a offert un si bel exemple, et que tous les observateurs signalent également. Enfin, s'il vous restait quelques doutes, la marche lentement progressive — sur laquelle nous avons suffisamment insisté précédemment pour qu'il soit inutile d'y revenir aujourd'hui, et l'enquête à laquelle vous ne manqueriez pas de vous livrer, achèveraient de vous éclairer.

Nous avons supposé, en effet, que l'animal sur la maladie duquel vous étiez appelés à vous prononcer est un reproducteur, un étalon. Que si, allant aux informations, vous appreniez que, dans la circonscription du dépôt ou de la station à laquelle il appartient, un certain nombre de juments sont malades et présentent des symptômes analogues aux siens, vous comprenez quelle clarté cette circonstance jetterait sur le diagnostic, combien les symptômes les moins expressifs jusqu'alors prendraient une signification nette et précise à la lueur de ce fait bien constaté !

Voilà, messieurs, résumés aussi exactement que j'ai pu le faire, les éléments du diagnostic. Aussi bien maintenant qu'au début de cette leçon, j'avouerai que ce diagnostic peut présenter parfois des difficultés très-grandes. Il faut, pour les surmonter, une étude très-attentive, non-seulement des manifestations actuelles de la maladie, mais encore de sa marche et de toutes les circonstances au milieu desquelles elle s'est produite, ce qui suppose, de la part du praticien, non-seulement des connaisances acquises par l'étude, mais encore une certaine sagacité naturelle. Mais n'en est-il pas de même pour la plupart des maladies internes que nous avons à traiter chez nos malades, surtout pour celles de ces maladies qui ne se présentent pas journellement à notre observation?

Comparaison de la dourine avec la syphilis. — Maintenant, nous ferons pour terminer cet entretien, une petite excursion dans le domaine de la pathologie comparée. Nous y sommes autorisés par cette considération que la maladie que nous étudions aujourd'hui a quelquefois reçu le nom de *syphilis des chevaux*, et qu'on a cru trouver en elle certaines analogies, certain degré de parenté, avec la syphilis de l'homme, même une communauté d'origine.

C'est, en effet, paraît-il, une opinion très-répandue parmi les arabes de l'Algérie que la dourine est d'origine humaine; elle serait due aux rapports contre nature auxquels se livreraient sur des ânesses, dans le but de se guérir, beaucoup d'indigènes atteints de maladies vénériennes (général Daumas, Dr Vital, Viardot). Ils transmettraient ainsi la maladie à l'ânesse, qui la communiquerait au baudet, qui la donnerait lui-même à la jument : et telle serait, d'après les indigènes, l'origine de cette affection qui sévit parfois en Algérie avec une grande intensité (Signol, Vital, général Daumas, Viardot). La même opinion paraît aussi avoir eu cours en Allemagne, au commencement de ce siècle; elle s'est également produite en France, parmi les éleveurs, lors de la première apparition de la maladie dans le département des Hautes-Pyrénées en 1851 (première commission de Tarbes); — mais elle n'a jamais pu prendre pied dans la science. Il y a, en effet, entre la syphilis de l'homme et celle des chevaux, — si l'on veut à toute force donner ce nom à la Dourine — de trop grandes différences pour qu'il soit possible de leur attribuer une origine commune, de les considérer comme ne formant qu'une seule et même espèce morbide. C'est ce que se sont attaché à faire ressortir tous ceux qui ont étudié scientifiquement la question; c'est ce que nous allons essayer de faire voir à notre tour.

Au point de vue de la symptomatologie, d'abord : nous voyons la syphilis débuter constamment par une lésion locale, toujours identique à elle-même : une ulcération, bien circonscrite, peu étendue, solitaire, indolente ou à peine douloureuse, reposant sur une base de tissus indurés; c'est le chancre syphilitique, suivi à bref délai de l'engorgement dur non douloureux, ne suppurant jamais, des ganglions lymphatiques les plus voisins de la lésion locale. Puis apparaissent les manifestations secondaires, occupant l'appareil tégumentaire, la peau et les muqueuses; manifestations variées par leur siége et leurs caractères objectifs, mais offrant, quand elles siégent à la peau, ce caractère commun : la rougeur cuivrée des éruptions. Plus tard, surviennent les altérations dites tertiaires, altérations occupant les organes profonds, les muscles, les os, les viscères, sans en excepter le cerveau et la moelle. Cette marche est en quelque sorte fatale dans sa régularité.

Combien différente est la maladie du coït!

Sans parler des lésions initiales, qui peuvent manquer, ou qui, quand elles existent, peuvent affecter des formes si diverses, si variables, éruptions polymorphes sur ou au pourtour des organes génitaux, écoulement catarrhal par le vagin, intumescence des lèvres de la vulve chez la jument, engorgement des bourses, du fourreau, des testicules ou de leur cordon, etc., quelle analogie peut-on trouver entre les éruptions cuivrées de la syphilis secondaire et ces plaques cutanées éphémères, se montrant et disparaissant tour à tour spontanément dans la dourine? Où trouvera-t-on, dans cette dernière quelque chose qui rappelle les lésions si communes et si caractéristiques de la syphilis? Et par contre, où sont dans la syphilis les symptômes analogues à cette parésie progressive du train postérieur aboutissant tôt ou tard à la paraplégie, phénomène si constant dans la dourine? Sans doute, il peut y avoir, dans la première, des troubles variés de la motilité,— même des paralysies, expression de lésions cérébrales ou médullaires; mais ces désordres sont accessoires, contingents, accidentels; ce sont, de plus, des symptômes tardifs appartenant à la syphilis tertiaire. Dans la dourine, au contraire, la paraplégie est un symptôme nécessaire, étroitement lié, à ce qu'il semble, à la nature de la maladie, dont il est l'expression la plus directe et la plus univoque; c'est, de plus, un symptôme précoce, apparaissant, en général, dès le deuxième mois, et quelquefois beaucoup plus tôt.

On me dira peut-être que ces différences dans l'expression symptomatologique peuvent dépendre de la différence assurément considérable qui existe entre l'organisation de l'homme et celle du cheval. Je ne nie point qu'en changeant de terrain, un virus puisse se modifier de manière à ce que ses manifestations ne soient pas exactement semblables dans les deux cas;

mais les différences que je viens de signaler me paraissent pourtant trop considérables, trop capitales, pour qu'elles puissent s'expliquer par la différence d'organisation.

Admettons cependant qu'il en puisse être ainsi et cherchons un autre criterium.

Naturam morborum ostendunt curationes, dit-on depuis Hippocrate, et cela avec raison. Si donc la dourine n'est que la syphilis modifiée dans ses symptômes par son passage dans l'organisme du cheval, le même traitement qui guérit celle-ci doit aussi convenir à celle-là. Or, il n'en est point ainsi. Le mercure, d'une efficacité si reconnue contre la syphilis secondaire, non-seulement s'est montré absolument impuissant contre la maladie du coït, mais n'a fait, dans la plupart des cas, qu'aggraver l'état des malades (Fischer, Zundel, Lafosse, Commission de Tarbes). L'iodure de potassium, employé avec tant d'avantage contre la syphilis tertiaire, n'a pas eu plus de succès contre la dourine, il s'est montré moins malfaisant que le mercure, mais complètement inefficace. Par contre, l'arsenic, que M. Trélut le premier a employé avec quelque succès contre la dourine, n'a pas, que je sache, sa place marquée dans le traitement de la syphilis, à aucune de ses périodes. Donc, ici encore nous sommes en présence de différences profondes, radicales.

Enfin, si tout ce qui précède ne suffisait pas encore pour résoudre la question de non-identité des deux maladies, nous pourrions invoquer, comme dernier argument, les résultats de l'inoculation.

Mais ici, il faut bien s'entendre : sous le nom de maladies vénériennes, on connaît aujourd'hui, chez l'homme, trois affections bien distinctes comme espèces, et qu'il n'est plus permis de confondre : la blennorrhagie, le chancre simple, la syphilis, cette dernière ayant toujours pour point de départ le chancre induré, indolent et solitaire dont j'ai déjà parlé.

Or, de ces trois maladies, il en est une qui s'inocule très bien aux animaux, ainsi que l'a prouvé, le premier, M. Diday, ancien chirurgien en chef de l'Antiquaille de Lyon, et après lui, beaucoup d'expérimentateurs. Cette maladie, c'est le chancre simple, lésion purement locale, non susceptible d'infecter l'économie, n'étant jamais suivie de manifestations secondaires, mais qui peut s'inoculer à celui qui le porte autant de fois qu'on le veut.

Mais, par contre, le véritable chancre syphilitique, expression d'une affection générale, ce chancre solitaire, indolent, non inoculable au sujet qui le porte, mais que suivent fatalement, peut-on dire, des manifestations secondaires et tertiaires, ce chancre-là ne s'inocule pas aux animaux. Je sais bien que Auzias-Turenne a prétendu le contraire, qu'il a dit avoir réussi à donner la syphilis véritable, même au cheval; mais les assertions de cet expérimentateur ne sont plus acceptées aujourd'hui par les hommes les plus compétents en syphilographie; elles sont d'ailleurs contredites par les expériences d'un très-grand nombre d'expérimentateurs, anciens et modernes, médecins et vétérinaires, parmi lesquels je citerai : Hunter, Turnbull, Ricord, Cullerier, Leblanc, Depaul, Fournier, Reynal d'Alfort, Lafosse de Toulouse, Peuch et Horand de Lyon, expériences qui toutes ont donné des résultats négatifs.

Concluons donc hardiment que si la syphilis de l'homme et la maladie du coït du cheval présentent quelques analogies, en ce sens que ce sont toutes deux des maladies générales et virulentes, et que l'une et l'autre se prennent habituellement par les rapports sexuels, elles n'en sont pas moins essentiellement différentes et constituent bien réellement deux espèces morbides aussi distinctes l'une de l'autre que peuvent l'être, par exemple, la clavelée du mouton et la variole de l'espèce humaine. En un mot, s'il n'est que trop vrai que le cheval ait donné à l'homme cette horrible maladie qu'on appelle la Morve, l'homme ne s'en est point vengé en donnant à sa plus noble conquête, selon l'expression de Buffon, cette maladie presque aussi redoutable qu'on appelle la Vérole.

(4e LEÇON).

Étiologie. — Maintenant que nous connaissons la *dourine* dans son expression symptologique extérieure, étudions-la au point de vue de son *étiologie.*

Si nous voulions nous borner à la constation pure et simple de ce que la science est aujourd'hui en droit d'affirmer comme l'expression de la vérité sur ce point, toute cette leçon pourrait se réduire à une formule aussi brève qu'explicite : *La dourine, maladie virulente, se propage par la contagion, et exclusivement par la contagion.*

Mais cette formule ne serait pas acceptée, même aujourd'hui, par tout le monde dans sa totalité. D'ailleurs je me suis promis de profiter des deux cas que nous sommes à même d'observer pour vous faire l'histoire de cette maladie, à tous ses points de vue, aussi complète qu'il est en mon pouvoir de le faire. Il est donc nécessaire que nous entrions dans quelques développements.

Je viens de vous dire que la maladie dont il s'agit était *virulente* et *contagieuse ;* le vulgaire ne s'y était pas trompé : partout où la maladie apparaît, en Allemagne, en Autriche, en Russie, comme en France et en Algérie, l'opinion publique se prononce énergiquement pour la contagion ; partout elle accuse les *étalons* d'être les agents propagateurs du mal. On constate que la maladie n'atteint que les *reproducteurs ;* qu'elle apparaît au printemps, en coïncidence avec l'époque de la *monte* (Rodloff, Yvart) ; que, tandis que les reproducteurs des deux sexes sont frappés en grand nombre et succombent, les animaux de la même espèce, vivant dans le même milieu, soumis aux mêmes influences climatériques, hygiéniques et autres, mais n'ayant jamais de rapports sexuels, les chevaux hongres, ceux des dépôts de remonte (Yvart), les juments employées à tout autre service que la reproduction (Rodloff), restent complètement indemnes.

Souvent, dans la circonscription où règne l'épizootie, la voix publique accuse énergiquement un *petit nombre d'étalons* (Roll) ou même un seul, comme *Méhédy* dans la première invasion des Hautes-Pyrénées (Trélut, commission de Tarbes), nouvellement introduit dans la localité, et auquel elle fait remonter avec une précision et une sagacité remarquables l'origine du mal.

Cependant ces raisons, quelques puissantes qu'elles soient, n'ont pas suffit pour entraîner toutes les convictions, et, depuis Strauss (1840) jusqu'à la 1re commission de Tarbes (1852), l'opinion anticontagioniste a trouvé des défenseurs. Strauss a vu un étalon dont la verge était couverte d'ulcérations *d'apparence cancéreuse* couvrir trois juments, qui sont, malgré cela, restées saines ; il a vu en outre un dépôt où des étalons sont morts de la maladie, sans qu'aucune des 194 juments qu'ils avaient saillies *l'année précédente* soit devenue malade.

De même M. *Signol*, qui ne voyait dans la dourine qu'*une paraplégie parfaitement caractérisée*, ne pouvait lui reconnaître un caractère contagieux. Pour lui, « le coït n'était qu'une cause tout à fait exceptionnelle, n'ayant pas l'importance qu'on a cru devoïr y attacher tout d'abord. La valeur qu'on lui a donnée, dit-il, vient de ce que c'était la seule qui frappât les yeux ,*en raison de la rapidité avec laquelle la maladie semblait succéder à la cause présumée*, et alors les Arabes lui attribuaient des propriétes contagieuses » qui, dans l'opinion de l'auteur, sont purement imaginaires.

De même encore la commission de Tarbes, composée de praticiens, médecins et vétérinaires, très-éclairés, se montra *unanime* pour proclamer *l'absence absolue* de la contagion. Elle n'a recueilli aucun fait établissant « qu'un animal malade ait communiqué la maladie à d'autres animaux habitant la même écurie, mangeant au même râtelier, buvant à la même auge. » Elle a fait saillir par un vieil étalon sain une jument très-malade ; la saillie a été répétée dix fois en 18 jours, et 35 jours plus tard ce cheval jouissait d'une bonne santé. Elle a inoculé la matière de l'écoulement vaginal d'une jument gravement affectée *à la jument elle-même* et *à des brebis* et le résultat a été complètement négatif.

Enfin, Jessen, de Dorpat, au nom d'une commission chargée d'étudier cette affection qui a sévi sur les haras impériaux de la Russie à Chraenovoï, déclarait en 1860 que *le coït a dû être pour peu* dans la propagation du mal, attendu que les organes génitaux n'étaient pas toujours le point de départ de celui-ci, et « *qu'il n'y a pas eu de cas où l'affection se soit produite après l'accouplement* » assertion qui nous étonne de la part d'un observateur et d'un savant aussi distingué que Jessen, et qui nous ferait presque croire que le traducteur n'a pas bien exactement rendu la pensée de l'auteur.

Cependant l'idée de contagion conservait des partisans nombreux et autorisés: Hertwig, par exemple, qui rapporte de nombreuses observations desquelles il résulte que des étalons sains ayant couvert des juments malades sont devenus malades eux-mêmes de 2 à 8 jours après la copulation; et que des juments saines accouplées avec des étalons malades ont contracté la maladie deux ou trois jours après le coït.

Il cite même une expérience dans laquelle il a pu faire développer la maladie avec tous ses caractères sur une jument âgée de 12 ans, par le dépôt sur la muqueuse vulvaire de la matière de l'écoulement vaginal d'une jument malade. Il convient, du reste, que l'inoculation échoue le plus souvent

Rodloff de son coté, après avoir fait connaître l'opinion de Strauss, déclare que quiconque a pu étudier la maladie telle qu'elle s'est présentée en 1835 et 1836 en Silésie et en 1840 dans le duché de Posen ne pourra s'y rallier; et il justifie sa manière de voir par la marche de l'épizootie qu'il a observée dans cette dernière localité, où elle fut importée par *deux* juments atteintes d'écoulements vulvaires, qui la communiquèrent aux étalons des circonscription de Sierakowo et de Dambistch, lesquels la transmirent à leur tour à 106 juments, dont 52 périrent. Il ajoute une autre remarque qui n'est pas sans importance. Reckleben, appelé à étudier cette affection en Lithuanie en 1801, avait avancé que plusieurs chevaux hongres en avaient été atteints; or Rodolff qui a pu consulter les documents officiels de l'époque, où le dénombrement des malades est donné par *sexe*, Rodolff *n'y a pas trouvé de chevaux hongres.*

Au surplus, la croyance à la contagion est si bien et depuis si longtemps accréditée en Prusse, qu'il existe une ordonnance du gouvernement prussien remontant à 1840, prescrivant les mesures les plus sévères contre les reproducteurs atteints ou seulement *suspects* de cette affection, mesures qui paraissent avoir été adoptées depuis par la plupart des États de l'Allemagne.

J'ai dit plus haut pour quelles raisons et sur quelles preuves la commission de Tarbes niait la contagion ; ces raisons et ces preuves n'ont pas paru convaincantes à A. Yvart, inspecteur général de nos Écoles, que le ministre de l'agriculture avait chargé d'une mission ayant pour objet l'étude de la maladie qui sévissait alors dans les Hautes-Pyrénées.

« Ces expériences, dit-il, établissent des présomptions en faveur de l'opinion qu'elle soutient, mais elles ne constituent pas des preuves suffisantes. De ce qu'un cheval a pu couvrir impunément deux juments malades, on ne peut inférer que la maladie n'est pas contagieuse. Il n'existe aucune maladie qui soit toujours contagieuse. » Et il ajoute :

« L'épizootie s'est montrée sur les juments de la plaine de Tarbes principalement en avril, mai, juin, et juillet 1851 ; la maladie a sévi à cette époque sur la plupart des étalons de la station des Tarbes. Après le mois de juillet, les autres étalons sont rentrés au dépôt, et quelques-uns y ont fait un petit nombre de saillies, alors que l'épizootie existait encore chez les juments de Tarbes ; *ces étalons sont devenus malades en juillet, août et septembre.* »

Puis il trace avec cette sûreté de coup d'œil, cette sagacité qu'il possédait à un degré si éminent, tout un plan d'expériences propres à juger définitivement cette question de contagion, si grave, si importante, et alors si controversée. On objectait, en effet, que si les étalons de Tarbes envoyés en station n'étaient devenus malades qu'après leur rentrée au dépôt, c'est qu'ils y avaient rencontré à leur retour cette influence épizootique inconnue qui l'engendrait, influence existant dans l'arrondissement de Tarbes et non ailleurs. « Pour distinguer l'effet de ces deux causes, l'influence épizootique et celle de la contagion, dit Yvart, il faut absolument les isoler. Si, par exemple, quelques étalons malades du dépôt de Tarbes eussent été envoyés à l'École vétérinaire de Toulouse, et qu'on leur eût fait couvrir des juments d'artillerie que l'on suppose devoir être réformées dans l'année,cette affaire eût été élucidée sans beaucoup de dépenses, et l'on saurait expérimentalement jusqu'à quel point sont fondées les idées des Allemands sur la contagion. » Et il termine son rapport en demandant « que des expériences faites dans les meilleures conditions, et publiquement suivies par des hommes compétents et impartiaux, dans des localités où ne règne pas la maladie, viennent mettre hors de doute son caractère contagieux ou non contagieux.

Ces conclusions du lumineux rapport de l'inspecteur général des écoles vétérinaires furent adoptées par le ministre; les expériences demandées furent ordonnées ; elles eurent lieu à l'École de Toulouse (1853-1854), sous la direction de MM. Prince, directeur de l'école, et

Lafosse, professeur de clinique. Ce sont ces expériences que je vais vous faire connaître maintenant.

Expérience de Toulouse. — Quatre étalons, malades à divers degrés et depuis plus ou moins longtemps, furent donc conduits, par l'ordre du ministre, du dépôt de Tarbes à l'école de Toulouse. Quinze juments, reconnues parfaitement saines, prises dans le 8e d'artillerie et le 4e de hussards, furent livrées à ces étalons pour être saillies dans ce nouveau milieu où la maladie du coït n'existait pas et n'avait jamais existé. Sur ces quinze juments, cinq paraissent être sorties de l'épreuve parfaitement indemnes ; cinq ont contracté la maladie, mais à un faible degré, et ont guéri spontanément ; enfin, cinq ont été très-gravement atteintes, et l'on a vu se dérouler chez elles tous les symptômes que vous connaissez ; quatre ont succombé ; la cinquième s'est rétablie, mais lentement et imparfaitement.

Ainsi, la maladie se transmet de l'étalon à la jument, il n'y a pas de doute ; elle se transmet même avec une grande facilité : 10 fois sur 15 au moins, c'est-à-dire dans les 2/3 des cas. Restait à démontrer, ce qui du reste était trop facile à prévoir, qu'elle se transmet également de la jument à l'étalon.

A cet effet, deux chevaux entiers, dont la santé ne laissait rien à désirer, pris dans le dépôt de Villeneuve, où la dourine n'avait pas encore été signalée, furent envoyés à l'École de Toulouse et on leur fit saillir un certain nombre de fois les juments devenues malades à la suite des expériences précédentes.

L'un de ces chevaux, Kazan, à la suite de ces rapports, n'a eu qu'une indisposition assez légère, s'accusant par des symptômes assez peu significatifs, tels qu'engorgement léger du fourreau, jetage peu abondant par la narine droite, claudication peu intense d'un membre antérieur, disparaissant spontanément pour reparaître encore. Il est difficile aujourd'hui de ne pas reconnaître à ces symptômes une atteinte, légère à la vérité, de la maladie du coït; mais alors on pouvait s'y tromper, et nous concevons la réserve dans laquelle MM. Lafosse et Prince se maintiennent à cet égard. Mais pour le second, Jéricho, le doute n'est pas possible : il n'a pas tardé à montrer, en effet, des signes évidents de la maladie du coït, laquelle a pris chez lui la forme la plus grave, a marché d'une manière relativement rapide, et s'est terminée par la mort après 160 jours.

Ainsi, voilà qui est maintenant démontré directement par l'expérimentation faite dans les conditions les plus propres à lever toutes les incertitudes: la dourine est une maladie contagieuse, transmissible, par la voie du coït, du cheval à la jument et de celle-ci au cheval. Reste à démontrer la seconde partie de la proposition que j'énonçais il n'y a qu'un instant, au début de cette leçon, à savoir : que cette maladie se propage *exclusivement* par voie de contagion.

En abordant cette question, je dois vous faire bien remarquer tout d'abord qu'il ne s'agit point ici de discuter d'une manière générale la *spontanéité* ou la *non-spontanéité* de *toutes* les maladies virulentes, mais celle de la *dourine* exclusivement. Je veux cependant faire justice, une fois pour toutes, d'une objection qu'on ne manque jamais de nous opposer toutes les fois qu'on discute cette grande question de la spontanéité, bien quelle soit absolument sans valeur.

On nous dit : « Mais enfin, cette maladie, ou ces maladies, dont vous contestez le développement actuel autrement que par contagion, il a bien fallu qu'elles naquissent au moins une fois spontanément; pourquoi ce qui a pu, ce qui a dû forcément se produire *une fois* dans le passé ne se reproduirait-il plus maintenant? » En vérité, Messieurs, j'ai presque honte d'être obligé de réfuter de pareilles... raisons; mais il le faut bien, puisqu'on ne se lasse pas de les produire en toute occasion comme un argument irréfutable.

Oui, sans doute, il a fallu que la première maladie virulente naquit une fois sans virus préexistant, comme il a fallu que le premier type de tout ce qui existe et *se reproduit* dans la nature naquît une première fois sans *germe antérieur*. S'ensuit-il que *maintenant* il en doive être encore de même? Le premier épi de ce grain qui sert aujourd'hui d'aliment principal, essentiel, à l'espèce humaine, sous presque toutes les latitudes du globe a dû, lui aussi, naître un jour avant tout grain de blé préexistant (à moins pourtant que ce ne soit le grain de blé qui ait précédé l'apparition du premier épi, ce qui ne change rien à la question); cela empêche-t-il que, partout où nous voyons aujourd'hui un épi de froment, nous ne soyons en droit de dire : « Ici un grain de blé a été déposé dans le sol ? » Eh bien! je dis qu'*il en peut très-bien être de même* pour les maladies virulentes en général, et la Dourine en particulier.

Je ne dis pas que *cela est*, je dis que rien ne s'oppose à ce que cela *soit*, et que nous sommes autorisés *à chercher si cela est.*

La science ne nous apprend rien sur l'origine première des choses, ce n'est point là sa mission. Son domaine, c'est l'étude des faits et des phénomènes naturels, tels que nous les constatons aujourd'hui. Lors donc qu'on nous oppose cet argument : « Pourquoi tel virus ou telle maladie ne se produiraient-ile plus spontanément aujourd'hui, puisqu'ils ont dû se produire autrefois ? » je dis que c'est là un argument de nulle valeur scientifique, auquel nous sommes en droit de répondre en demandant : « Pourquoi le blé, ou telle autre plante qu'il vous plaira, ne se produit-il plus spontanément de nos jours ? »

En voilà, je pense, assez sur cette question.

Revenons à notre sujet, et voyons si la Dourine procède en réalité d'une autre cause que de la contagion. Pour les non-contagionistes, bien entendu, cela ne fait pas l'objet d'un doute. Du moment que la maladie n'est pas contagieuse, il faut bien qu'il existe certaines causes capables de la produire ; et pour ceux-là même qui admettent ses propriétés contagieuses, il en est un bon nombre qui ne font nulle difficulté d'admettre son développement de toute pièce, sous certaines influences qu'ils n'hésitent pas à considérer comme les causes efficientes de la maladie.

Quelles sont donc ces influences ?

On a tour à tour invoqué celles des milieux ambiants ; l'air, les lieux, le sol, les temps orageux, les saisons pluvieuses, les mauvaises conditions hygiéniques, les écuries malsaines, les fourrages altérés, mal récoltés, produits dans des années de sécheresse sur un sol marécageux, influences auxquelles viennent se joindre les conditions atmosphériques troublant les fonctions de la peau (Rodloof); une alimentation insuffisante, trop aqueuse, l'usage immodéré de certaines plantes, comme le trèfle incarnat, ayant végété sur un sol trop souvent irrégué (commission de Tarbes) ; la transition brusque d'un régime peu nutritif à l'abondance jointe aux brusques variations de la température auxquelles sont exposés sans précautions les animaux (Signol) ; les soins trop minutieux, au contraire, dont on entoure les reproducteurs, leur *élevage en serre chaude*, d'où résulte une impressionnabilité sucessive aux influences extérieures et l'abatardissement des races (Strauss).

Mais ce sont là des causes trop générales pour qu'elles puissent, à elles seules, produire la maladie ; tout au plus peut-on leur accorder une influence prédisposante. Aussi cherche-t-on autre part des causes plus directes : telles sont le trop jeune âge des animaux reproducteurs, l'habitude vicieuse de faire couvrir les juments trop tôt après le part (Signol) ; « une disposition héréditaire, un état catarrhal ou des exanthèmes cutanés habituels, indices d'une dyscrasie lymphatique, lesquels, se combinant avec l'acte du coït, déterminent, par l'éveil de la sensibilité générale, par l'excitation locale, par la friction des organes sexuels, l'évolution primaire de la maladie (Rodloff) ; « le coït successivement exercé par plusieurs mâles avec la même femelle, ou l'*innervation* que le coït réitéré détermine chez les étalons prédisposés, surtout chez ceux qui sont faibles, trop jeunes, mal nourris ou soumis à un travail excessif », d'où résulte « une atteinte profonde aux forces vitales, en même temps qu'une vive excitation aux organes sexuels » (Vital) ; « une altération des humeurs fournies par les organes de la génération » se produisant pendant l'acte même du coit « sous l'influence de l'agent ou force de l'influx nerveux ou vital qui s'accumule aux organes génitaux en conjonction » (Lafosse) ; « l'épuisement nerveux résultant d'uu coït souvent répété (divers), ce qui est formellement démenti par les observations précises et très-concluantes de M. Viardot, etc., etc.

En jetant un coup d'œil sur ces opinions si diverses,

souvent si contradictoires, que j'ai tenu à citer textuellement, on voit que les unes ne sont que de pures hypothèses, auxquelles leurs auteurs eux-mêmes n'attachent pas souvent une grande importance, avouant qu' « elles n'ont pas la valeur d'une démonstration basée sur des éléments tangibles et rigoureusement subordonnés les unes aux autres (Lafosse); » que ce ne sont tout au plus que des inductions « plus ou moins plausibles (Vital) », ce qui nous dispense évidemment d'une réfutation en règle ; tandis que les autres ne sont qu'un ramassis de causes banales, absolument sans valeur pour expliquer l'apparition de la maladie dans une localité déterminée.

Pour réduire à sa juste valeur toute cette étiologie spontanéiste, ne suffit-il pas, en effet, de faire remarquer :

1° Que la maladie s'est montrée à des époques variées, sur des animaux de race et de constitution les plus diverses, sous les climats les plus opposés, en Allemagne, en Pologne, en Russie, en Bohême, en France, en Algérie, en Syrie; d'où cette conclusion que ni la race, ni le climat n'ont aucune influence sur son développement ;

2° Que les infractions aux règles de l'hygiène auxquelles on l'a attribuée, mauvaise alimentation, insalubrité des écuries, abus des reproducteurs, etc., sont de tous les temps et de tous les lieux ; que si ces conditions quelque mauvaises qu'elles soient, avaient le pouvoir qu'on leur attribue, la maladie devrait se montrer partout et toutes les années, comme se montrent effectivement les affections sporadiques, pneumonie, entérite, hépatite, etc., que ces dérogations aux lois de l'hygiène ont véritablement le pouvoir de produire ;

3° Que, bien loin qu'il en soit ainsi, on voit la Dourine

apparaître tout à coup dans une localité où elle était jusque-là inconnue; exercer ses ravages pendant un an ou plus, *tant qu'on ne prend pas contre elle les mesures de police sanitaire propres à empêcher sa propagation*, puis disparaît, *à la suite de ces mesures*, jusqu'à ce que la cause qui l'avait introduite l'y réintroduise de nouveau;

4° Que de l'aveu des hommes qui ont le mieux étudié cette affection, « le voile qui enveloppe la cause occasionnelle de la dourine *spontanée* est aussi épais que celui qui nous cache le travail de la génération elle-même (Viardot) » ;

5° Que sa cause vraie, quand on sait la chercher, on la trouve dans *l'importation d'un étalon étranger ;*

6° Que c'est de cette manière qu'elle s'est introduite deux fois en moins de dix ans dans le département des Hautes-Pyrénées; une première fois en, 1851, à la suite de l'importation de l'étalon *Méhédy*, venant de Syrie, qui a été reconnu comme ayant été le point de départ de cette affection *jusqu'alors inconnue dans la plaine de Tarbes* (commission de Tarbes) ; une seconde fois, en 1860, par l'étalon *Chibin*, également acheté en Syrie, lequel a été la cause *unique* de cette seconde invasion (Trélut).

7° Que toutes les fois que cette affection règne, « il est possible, en général, de ramener d'une manière très-précise l'infection des juments à l'intervention d'un petit nombre d'étalons (Roll) » De même qu'il est facile de la faire cesser par l'interdiction absolue de la saillie à tous les reproducteurs, mâles et femelles, atteints ou suspects de la maladie.

De tous ces faits d'une vérité incontestable, il résulte pour moi, avec la dernière évidence, que la Dourine n'a qu'une seule cause *connue* : LA CONTAGION; que toutes les autres auxquelles on a cru pouvoir l'attribuer sont plus que problématiques, et que, en pratique, aussi bien qu'en théorie, il n'y a pas à en tenir compte. Aussi, vous dirai-je, sans hésitation aucune, en forme de conclusion :

Si, dans le cours de votre pratique, vous êtes appelés à voir cette singulière affection, cherchez bien, et vous trouverez certainement qu'elle n'est point une maladie autonome, née des influences locales, mais, au contraire, une maladie exotique, importée, à l'origine de laquelle il vous sera toujours possible de remonter, si vous apportez à cette recherche étiologique le soin, l'attention et la perspicacité qu'elle réclame.

Cette question principale vidée, il nous en reste d'autres à examiner, moins importantes sans doute, mais dignes cependant d'un sérieux examen : Quel est le véhicule du virus? Par quel mode s'effectue la contagion? Combien de temps dure la période d'incubation? Pendant combien de temps la maladie conserve-t-elle le pouvoir de se communiquer? Ce sont ces questions que nous allons examiner pour terminer cette leçon.

Véhicule du virus. — Puique c'est par l'acte de la génération que la maladie se communique, c'est évidemment dans les fluides sécrétés par les organes génitaux, que réside le virus ; dans le mucus vaginal et probablement utérin chez la jument ; dans le mucus uréthral, le liquide prostatique, et peut-être le fluide séminal lui-même chez l'étalon. On a bien fait quelques tentatives pour s'assurer si d'autres liquides de l'économie jouissaient pas de propriétés virulentes, mais pas assez suivies ni assez variées pour qu'on puisse en tirer dès maintenant des conclusions certaines.

Mode de contagion. — C'est par les rapports sexuels exclusivement que, dans les circonstances ordinaires, s'opère la contagion. Cependant on admet en Allemagne que les juments malades peuvent aussi transmettre la maladie à d'autres juments voisines, *si le contact des organes génitaux est possible* (Roll). Les manipulations du pansage, avec les éponges salies par la matière de l'écoulement vulvaire et portées ensuite sur les parties génitales de juments saines, auraient été également, dans quelques cas, un moyen de contagion (Haubner). Du reste, le virus est absolument fixe, et c'est avec raison que la commission de Tarbes a insisté sur ce fait qu'on n'a jamais vu « qu'un animal ait communiqué la maladie à d'autres animaux habitant la même écurie, mangeant au même râtelier, buvant à la même auge. »

La Dourine peut-elle se transmettre par *inoculation* ? De nombreuses tentatives ont été faites pour élucider cette question : par la commission de Tarbes, par MM Lafosse, Rodloff et d'autres encore, et presque toutes ont donné un résultat négatif. Ne nous hâtons pas de conclure, cependant; il se peut très-bien, que les insuccès dépendent tout simplement de ce qu'on n'a pas pu ou su prendre le virus la où il existe réellement. Ce qui tend à le prouver, c'est que Hertwig a réussi une fois à transmettre de cette manière la maladie à une jument, qui devint tellement malade qu'elle dut être abattue. Cette expérience, jusqu'ici unique est trop intéressante pour que j'hésite à la reproduire *in extenso*, d'après la traduction française qu'en a donné Werheyen dans le *Recueil*, année 1855.

« J'inoculai, dit Hertwig, sur le gland d'un étalon noir, de race commune, âgé de quinze ans, que la fluxion périodique avait privé de la vue, qui du reste était sain, la matière verdâtre s'écoulant en abondance par la vulve d'une jument malade depuis deux mois. L'inoculation eut lieu par friction. Une observation de deux mois ne fit pas découvrir de changements dans l'organe touché par la matière morbide ; l'état général de l'animal n'éprouva pas de perturbation.

« Par contre, une jument noire, âgée de 12 ans, qui, hormis des éparvins, était saine, présenta ces phénomènes : le 3e jour après une simple onction du tégument externe et du bord interne des lèvres de la vulve, ainsi que de leur muqueuse et de celle du vagin, il se manifesta une coloration rouge foncée, et en dedans les 48 heures, il s'y forma des taches isolées encore plus foncées, presque lie de vin, de 1/2 pouce de diamètre. Le mucus blanc, visqueux, d'une jument saillie 20 jours auparavant et malade depuis 14, avait servi à l'expérience. En même temps que ces phénomènes locaux se déclarèrent, la muqueuse était légèrement tuméfiée, la chaleur avait à peine augmenté ; les lèvres étaient sensibles. Du 6e au 9e jour, il se forma sur le tégument externe des lèvres, ainsi que sur la muqueuse vaginale, plusieurs phlyctènes ; elles étaient jaunâtres, très-molles, circulaires, du volume d'un grain de millet à celui d'un petit pois ; au bout de 12 à 16 heures, quelques-unes se transformèrent en petits ulcères, de la dimension des vésicules ; ils étaient très-superficiels, d'un rouge pâle, presque blanc au centre, et entourés d'une auréole rouge foncé étroite ; d'autres vésicules persistèrent durant 36 heures sans changement. L'ulcération paraissait se faire par le simple ramollissement et la chute de l'épiderme. Au bout de 9 jours la formation des vésicules eut un terme, la muqueuse pâlit insensiblement ; quelques taches rouges persistèrent, ainsi que des ramuscules veineux. Le 2e jour, la jument avait été prise d'un léger abattement, les oreilles et les membres étaient froids au toucher; l'appétit n'avait pas souffert; la circulation et la respiration ne donnèrent pas lieu à des remarques. Dès le 4e jour, la sécrétion muqueuse du vagin avait augmenté; blanche d'abord, elle devint ensuite jaunâtre; les ulcères se cicatrisèrent en laissant après eux des taches blanches; les ganglions inguinaux s'engorgèrent; des tuméfactions circulaires, aplaties, se manifestèrent à la peau; les mouvements étaient tendus, gênés, avec des claudications alternatives des membres postérieurs et un amaigrissement général. Ainsi en dix semaines la maladies du coït s'était développée avec ses phénomènes essentiels. L'animal à cette période fut sacrifié. »

Nous avons fait nous-mêmes, vous le savez, plusieurs tentatives d'inoculation, soit à la lancette, soit par le simple dépôt de la matière supposée virulentes sur la muqueuse des organes génitaux. Ces tentatives sont restées jusqu'ici sans succès apparent. Nous avons même tenté la *transfusion du sang*, en faisant passer directement de la veine jugulaire de l'étalon *Kouina* dans celle d'un cheval d'expérience, entier, vieux, mais d'ailleurs bien portant, une certaine quantité de sang. Cette transfusion a été pratiquée le 26 février. Elle a été très-bien supportée. Un moment nous avons pu croire qu'elle allait nous donner un résultat positif; nous trouvions que notre sujet d'expérience avait les testicules un peu enflés; mais, en définitive, le résultat a été négatif, et notre cheval sacrifié le 5 avril, n'a présenté, à l'autopsie, aucune lésion que nous ayons pu rapporter à la Dourine.

Incubation. — Quoi qu'il en soit, pour la Dourine

comme pour toutes les autres maladies virulentes, un certain temps s'écoule entre le moment où le virus a été mis en rapport avec les vaisseaux absorbants et celui où la maladie se manifeste par des symptômes saisissables. Mais ce temps est difficile à fixer; d'abord, parce que, comme pour la plupart des autres maladies virulentes, il peut varier, sans doute, dans d'assez larges limites, ensuite parce que les premières manifestations de la Dourine sont souvent obscures, et difficiles à saisir, même pour l'observateur le plus attentif. Cependant nous allons résumer en peu de mots ce que nous apprennent à cet égard les auteurs les plus compétents.

Chez la jument, les premiers symptômes se seraient montrés de 2 à 3 jours après l'accouplement, le 4e après l'inoculation (Hertwig); du 7e jour au 60e après le coït infectant (Lafosse, expérience de Toulouse); du 8e au 14e (Rodloff); du 8e jour au 60e (Maresch). L'incubation pourrait même pouvoir être plus longue encore d'après Haubner.

Chez l'étalon, on ne sait rien de positif, sinon que la maladie peut être chez lui pendant fort longtemps latente, ce qu'on reconnaît à ce qu'il infecte les juments qu'il saillit, alors même qu'il paraît jouir d'une santé parfaite. Dans les expériences de Toulouse, la durée de la période d'incubation n'est pas indiquée pour l'étalon qui fut contaminé. On pourrait la fixer à 11 jours en supposant que le premier coït ait été infectant. C'est tout ce que nous pouvons dire pour le moment sur ce point.

Dnrée de la période de virulence. — Évidemment, pour la dourine comme pour toutes les autres maladies virulentes tant qu'il y a *maladie*, celle-ci est susceptible de se transmettre; mais tandis que pour les autres il est, en général, facile de fixer le moment où l'animal peut être déclaré *guéri*, il n'en est pas de même pour la dourine. Sa fin, comme son commencement, est environnée d'obscurité. Aussi, ne sait-on rien de positif sur l'époque à laquelle un animal qui en a été atteint cesse d'être dangereux pour celui avec lequel on l'accouple. Haubner admet qu'il peut l'être encore un an et plus après la guérison apparente. L'ordonnance prussienne du 22 septembre 1840 porte : *Art.* 1er, que tout cheval « atteint ou suspect de la maladie et qui n'est pas guéri *depuis* 3 *ans* est exclu de la monte ; » ce qui veut dire que, dans l'opinion des hommes compétents qui ont inspiré cette ordonnance, il faut au moins ce temps là pour avoir la certitude qu'il n'y a plus de danger.

Aussi, et c'est par cette réflexion que je terminerai cette leçon, en raison de l'incertitude où nous sommes encore relativement au temps plus ou moins long pendant lequel la virulence peut persister après la guérison apparente ; en présence de ce fait bien avéré que des étalons paraissant bien portants ont pu contaminer des juments qu'on leur avait données à saillir (voir les expériences de Toulouse) ; convaincu comme je le suis, que cette affection se propage *uniquement* par voie de contagion, je voudrais que tout étalon reconnu atteint de la maladie du coït fût sans rémission condamné à subir la castration, et que toute jument qui serait dans le même cas, fut marquée au fer chaud et éloignée de la reproduction au moins pendant 2 ans après sa guérison.

5e Leçon

Fin des observations. — Qu'est-ce que la Dourine ?

Nos études sur la *Dourine* viennent de prendre fin d'une manière que nous étions loin de prévoir au début : — *Kouina*, qui, depuis plusieurs jours, ne se tenait plus debout, dont le pouls était monté progressivement de 42 à 64 pulsations par minute, la respiration, de 10 à 33, la température, de 38° à 40° et 40°,6, *Kouina* est mort le 1er avril, et son autopsie (Voyez : *Anatomie pathologique de la Dourine*, par M. Galtier; *Journal de méd. vét. et de zoot.*, mars 1878.) a fait voir qu'il avait succombé à une invasion de *Morve aigüe* des mieux caractérisées, quoique non soupçonnée pendant la vie ; *Zaatchi*, dont l'état s'était aussi aggravé, qui souffrait d'arthropathies aigües au point de rendre sa station difficile, *Zaatchi* a été sacrifié le 8 avril par ordre de M. le Directeur, et nous avons trouvé dans ses poumons un nombre considérable de tumeurs crétacées d'une nature indécise.

Nous n'avons pas à revenir sur l'autopsie de ces deux sujets, très bien présentée par M. Galtier ; mais, une question se pose, question que vous avez entendu poser et résoudre dans notre milieu clinique, et sur laquelle vous êtes en droit de me demander mon opinion. — Cette question est celle-ci ;

Qu'est-ce, en définitive, que cette Dourine *dont nous nous sommes tant occupés dans ces derniers temps ? — Ne serait-ce point, par hasard, tout simplement la* Morve, *sous une forme méconnue jusqu'ici ?*

Vous avez entendu émettre cette opinion, qui peut, je

le reconnais, s'appuyer sur ce fait, depuis longtemps signalé par les auteurs, que la Dourine se termine assez souvent par la morve. Cette opinion, je ne la partage pas, et je dois vous dire pourquoi.

Je n'insisterai pas sur les différences *symptomatologiques* existant entre la morve et la Dourine, telle que l'ont décrite tous les observateurs ; je ne puis cependant m'empêcher de vous faire remarquer que les symptômes *dominants* de cette dernière n'appartiennent pas à la morve telle que vous avez depuis longtemps appris à la connaître. — Ainsi, s'il est vrai, comme j'ai eu souvent l'occasion de vous le faire remarquer, qu'on observe parfois, dans la morve classique, une légère déviation du bout du nez, tantôt à droite, tantôt à gauche, indiquant un peu de paralysie des muscles animés par le nerf de la 7e paire du côté correspondant, quelle différence n'y a-t-il pas, cependant entre ce petit symptôme de la morve, encore inédit je crois, et cette paralysie complète du nez, des lèvres, des joues, des oreilles, dont *Kouina*, nous a offert un si bel exemple, et que *tous* les auteurs qui ont décrit la *Dourine de visu* signalent comme un symptôme fréquent et important ?

Quand avez-vous vu, quels auteurs ont décrit, dans la *morve*, ces flexions brusques des boulets pendant la vie, ces arthropathies intermittentes survenant sans causes connues et disparaissant de même, cet amaigrissement, cette roideur progressivement croissante de l'arrière-train, aboutissant un peu plus tôt, un peu plus tard, à la paraplégie complète, et qui forment comme le fond de la symptomatologie de la *Dourine* ? En quoi ces *plaques cutanées*, sur lesquelles nous avons tant insisté, ressemblent-elles aux *boutons* sous-cutanés, aboutissant fatalement à la suppuration, qui caractérisent l'éruption farcineuse ?

Mais, je n'insiste pas je le répète. Je sais qu'il est des affections essentiellement *polymorphes*, et que la morve, entre autres, peut se présenter sous des formes très-diverses ; et les partisans de l'identité peuvent nous dire qu'après tout, il n'y a pas beaucoup plus de différence entre la *morve* et la *Dourine* qu'entre la *morve* et le *farcin*, dont l'identité n'est plus contestée aujourd'hui.

Soit. — Mais si la Dourine n'est autre chose que la morve, comment se fait-il qu'on ne l'observe *jamais* que chez les reproducteurs ? Qu'elle ne se transmette *jamais* que par la *copulation* ? — Car vous savez que c'est là un des caractères de la maladie que nous venons d'étudier ensemble ; vous savez que si l'on a pu dire quelquefois le contraire, ces assertions reposent sur des faits contestables et fortement contestés. Vous vous rappelez, notamment, que Rekleben ayant avancé qu'on avait vu la Dourine sur *quelques* chevaux hongres dans l'épizootie de Posen en 1807, Rodloff n'a pas craint de s'inscrire en faux contre cette assertion, affirmant qu'il avait compulsé tous les documents officiels relatifs à cette épizootie, *où les malades sont relevés par sexes*, et qu'il n'y a vu figurer *aucun cheval hongre*.

D'autre part, si la morve et la Dourine sont identiques, n'aurait-on pas dû voir, dans les diverses épizooties de Dourine qui ont été décrites, la morve se montrer de temps à autre, sous sa forme classique, comme conséquence de l'*infection coïtale* ? N'est-ce pas ce qu'on remarque journellement pour la morve et le farcin ? Et n'est-ce pas cette propriété de naître d'un même virus qui a conduit à la découverte de l'identité de ces deux formes morbides ? Or, il n'en est plus de même pour la Dourine et pour la morve. — On a bien vu, — et nous venons de voir nous-mêmes, celle-ci se montrer pendant le cours de la première ; mais *toujours* comme complication, à une période avancée de la maladie ; — *jamais* comme forme *primitive*, comme conséquence directe, immédiate de l'action du virus *coïtal* ; — du moins, je n'en ai trouvé aucun exemple dans les nombreux écrits que j'ai été amené à compulser à l'occasion de ces leçons. — Est-il donc admissible que si un fait pareil s'était produit, il eût passé inaperçu de tant d'observateurs distingués qui ont étudié la morve, d'une part et la Dourine, de l'autre ? Et s'il ne s'est pas produit, n'est-ce pas une preuve que les deux maladies que nous comparons sont essentiellement différentes ?

De même, ou pour mieux dire, inversement, personne n'a vu, personne n'a dit avoir vu, que je sache, la *Dourine* résulter de l'infection morveuse proprement dite. Les faits ne sont cependant pas rares de *juments morveuses* saillies par des étalons sains, — ou de juments saines accouplées avec des étalons morveux ou farcineux ; et souvent dans ces cas, la maladie a été transmise ; mais elle a été transmise *sous forme de morve ou de farcin* ; jamais sous forme de *maladie du coït*.

Parcourez nos recueils périodiques, et vous y trouverez des faits de cette nature, extrêmement intéressants sous tous les rapports, mais qui *tous* déposent dans le même sens, dans le sens de la *spécificité* des deux maladies.

Vous trouverez, par exemple, dans le *Journal de*

médecine vétérinaire de Lyon, année 1845, page 537, le fait, rapporté par LÉPINE, d'un étalon farcineux qui transmit le farcin à six juments appartenant à différents propriétaires et de diverses communes, avec lesquelles il fut successivement accouplé.

Vous lirez, dans le *Recueil de médecine vétérinaire*, année 1863, p. 538, 591, et 1864, p. 225, l'histoire pleine d'enseignements, d'un étalon morveux, appelé l'*Homme bleu*, qui devint le point de départ d'une véritable épizootie morveuse dans le canton de Cysoing, département du Nord.

Mais, dans ces deux exemples, et dans tous ceux que l'on pourrait citer, c'est sous ses formes classiques de morve proprement dite ou de farcin que se manifeste la maladie transmise ; jamais sous forme de Dourine.

Est-ce que cela ne tranche pas la question ? Est-ce que si vraiment il y avait entre la morve et la Dourine l'étroite parenté que l'on suppose on ne verrait pas quelquefois celle-ci procéder de celle-là ? Est-ce qu'il n'y a pas chaque anneé, ici ou là quelques juments morveuses livrées à l'étalon, quelque étalon morveux faisant la monte ? — Est-ce que les uns ou les autres ne deviendraient pas parfois le point de départ de quelque épizootie de Dourine comme celles dont nous avons rappelé l'histoire dans ces leçons ? — Est-ce que quelques-unes de ces dernières n'auraient pas eu cette origine ? — Eh ! bien non ! Jamais cela ne s'est vu jusqu'ici ; *toujours*, — nous l'avons déjà dit, mais il faut le répéter encore,—*toujours*, quand on a pu remonter à la source, la maladie s'est montrée comme une affection *exotique*, importée dans la localité envahie par un étalon étranger, nouvellement introduit et atteint, non pas de la morve, mais de la Dourine elle-même. —

Témoins, les deux épizooties de Tarbes en 1851 et 1860.

Pendant le séjour de nos deux malades dans les infirmeries de la clinique interne, nous avons fait, vous le savez, quelques expériences. Ces expériences contredisent-elles la conclusion que nous nous croyons en droit de tirer de la discussion qui précède ? — Examinons, et pour cela, résumons brièvement ces expériences.

Ire EXPÉRIENCE. — Le 11 février, nous avons fait acheter une jument, déjà âgée, mais en bon état et encore vigoureuse, dans le but de la faire saillir par nos étalons malades.

Mise en rapport avec ceux-ci, la jument montrait promptement des symptômes de *chaleurs* ; les étalons, de leur côté, en présence de celle-là entraient facilement en érection ; ils essayaient de la couvrir, mais la faiblesse de leur train postérieur a toujours mis obstacle à l'accomplissement du coït. Une seule fois, *Kouina* a réussi à se dresser sur ses jarrets et à effectuer l'intromission; mais il a dû redescendre avant d'avoir pu effectuer l'éjaculation.

Comme, pendant l'érection, il s'écoulait par le canal de l'urètre une grande quantité de fluide prostatique clair et limpide, on a recueilli ce fluide, et, à plusieurs reprises, on l'a injecté, à l'aide d'une petite seringue, dans le vagin de la jument. — On a fait plus : on a inoculé à la lancette ce même liquide par plusieurs piqûres faites au pourtour de la vulve.

Vous le savez, toutes ces tentatives sont restées sans résultat, et lorsqu'elle a été sacrifiée, le 3 juin, — c'est-à-dire après quatre mois, — cette jument n'avait jamais cessé de jouir — et jouissait encore — d'une très-bonne santé. Son autopsie, faite avec soin, n'a montré aucune lésion qui pût être rapportée à la Dourine, — ni à la morve.

IIe EXPÉRIENCE. — Un cheval entier, vieux, usé, mais bien portant et encore vigoureux, a servi à une expérience de *transfusion*. — Le 26 février, on a fait passer *directement* de la veine jugulaire de *Kouina* dans celle de ce sujet, environ 3/4 de litre de sang. — Cette opération a été très-bien supportée; le cheval s'est maintenu en bonne santé ; lorsqu'il a été sacrifié, le 6 avril, après 39 jours d'observation, il se portait très-bien, et l'on n'a trouvé à l'autopsie aucune lésion, ni de Dourine, — ni de morve.

IIIe et IVe EXPÉRIENCES. — Le jour même de l'autopsie de *Kouina*, — 1er avril, — deux sujets ont été inoculés avec les produits morbides pris sur le cadavre de ce sujet, savoir :

A. — Un âne entier, très-vieux, mais vigoureux, avec le liquide séreux dont le tissu du cordon testiculaire était infiltré ;

B. — Une vieille jument, peu vigoureuse, avec le sperme recueilli dans les canaux déférents de *Kouina* et avec le même liquide séreux que ci-dessus.

Ces deux sujets ont contracté la *morve aiguë*. — L'âne fut abattu le 3 avril (3e jour de l'expérience), en pleine éruption morveuse ; — la jument chez laquelle on avait laissé marcher la maladie, succomba le 6 avril (6e jour de l'expérience). — Chez l'un, comme chez l'autre, l'autopsie a montré les plus belles lésions de morve aiguë qui se peuvent voir.

Ve EXPÉRIENCE. — Le 9 avril, on recueillit sur *Zaatchi*, qui venait d'être sacrifié[1], le liquide contenu dans la prostate, les glandes de Cooper, les vésicules séminales, et on injecta dans la veine jugulaire d'un âne entier, à peu près cinq centilitres de ce liquide complexe, avec lequel on pratiqua, en outre, plusieurs inoculations à la lancette sur le même sujet.

Le 18 avril au matin, cet âne, jusqu'alors très-bien portant, fut trouvé mort dans l'écurie. — Nous avons pensé que, s'étant détaché pendant la nuit, il avait reçu de la jument d'expérience n° 1, un coup de pied qui l'avait tué. — En tout cas, son autopsie a prouvé qu'il était mort d'accident, et n'a fait voir aucune lésion, ni de *morve*, ni de maladie du coït.

VIe Expérience. — Le même jour, 9 avril, un autre âne a été inoculé avec un mélange de divers produits recueillis en différents points du cadavre de *Zaatchi*, 1° par injection hypodermique — avec la seringue Pravaz, — d'une assez grande quantité de ce mélange ; 2° par piqûres sous-épidermiques au pourtour de l'anus.

Cet âne est mort le 3 mai, 27 jours après l'inoculation, sans avoir jamais présenté aucun phénomène local aux points inoculés ; mais l'autopsie a fait voir, dans ses deux poumons, de très-nombreux tubercules *morveux*. — C'est bien la morve qui l'a tué ; aucun doute n'est possible à cet égard.

VIIe Expérience. — Le même jour, 9 avril, une ânesse a été inoculée avec le même liquide complexe qui a servi pour l'expérience précédente. — L'inoculation est faite : 1° par injection intra-veineuse d'une notable quantité de ce liquide ; 2° par de nombreuses piqûres sous-épidermiques au pourtour de la vulve.

Cette ânesse a été conservée jusqu'au 4 juin, soit pendant 55 jours ; elle n'a pas cessé un seul jour de jouir d'une bonne santé, et, à l'autopsie faite le 4 juin, après abattage, on n'a trouvé aucune lésion pouvant se rapporter soit à la dourine, soit à la morve.

Telles sont les expériences, au nombre de sept, que nous avons faites à l'occasion de la maladie de nos deux étalons. Qu'elle est leur signification au point de vue que nous discutons ici ?

Un de nos sujets, — Expérience n° 5, — est mort d'accident et doit être éliminé (1).

Deux, — Expériences n°s 3 et 4, — ont succombé à la morve à la suite de l'inoculation de produits morbides pris sur le cadave de *Kouina*, ce qui n'a rien d'étonnant, puisque cet étalon est mort lui-même de la morve.

Un autre, — Expérience n° 6, — inoculé avec des produits pris sur le cadavre de *Zaatchi*, sacrifié le 9 avril, est également devenu morveux. En faut-il conclure que la morve a été, dans ce cas, la conséquence de l'inoculation ? — Je ne le crois pas. Cet âne habitait la même écurie que les deux précédents ; celle-ci n'avait pas été désinfectée après leur mort ; il est donc très-possible, je dirai même très-probable, que ce sont les sujets 3 et 4 qui ont fourni le virus qui a tué celui de l'expérience n° 6.

---

(1) C'est par excès de scrupule que j'élimine cette expérience. Mes expériences antérieures sur la morve, qui se chiffrent par *centaines*, m'ont, en effet, démontré que, chez l'âne, la période d'incubation de la morve inoculée ne dure, *dans l'immense majorité des cas*, pas au-delà de *deux à trois* jours. Or, cet âne est mort d'accident le 9e jour après l'inoculation ; il aurait donc dû être, à ce moment, en pleine éruption morveuse ; et, par suite, le résultat de cette expérience devrait donc être considéré comme *négatif*.

Ce qui tend à le prouver, c'est que le sujet n° 7, inoculé avec les mêmes produits par *injection intra-veineuse*, conservé pendant 55 jours, n'a ressenti aucun effet de cette inoculation.

Enfin, les deux sujets n°s 1 et 2 ont également résisté aux tentatives d'inoculations réitérées et variées dont ils ont été l'objet ; ils n'ont contracté ni la dourine, *ni la morve*.

En présence de ces résultats, et en m'en référant d'ailleurs aux arguments que j'ai développés dans le cours de cette leçon, je n'hésite donc pas un seul instant à conclure qu'il n'y a pas identité de nature entre la dourine et la morve ; que ces deux maladies sont au contraire, aussi distinctes par leurs symptômes et par leurs virus que peuvent l'être deux affections virulentes quelconques, la clavelée et la variole, la morve et la syphilis par exemple ; qu'elles forment bien réellement deux *espèces* morbides différentes et autonomes, et qu'elles doivent conserver chacune leur place distincte et séparée dans nos cadres nosologiques.

Cependant *Kouina* avait la *morve* ; cela n'est pas douteux ; il est même certain que c'est cette maladie et non la dourine qui l'a tué. — D'où venait-elle ? Comment et où en a-t-il pris le germe ? Depuis quand existait-elle ?

Ceux qui pensent que le développement *spontané* des maladies virulentes et en particulier de la *morve* est un fait, non-seulement certain, mais fréquent, ordinaire, n'éprouveront aucun embarras pour répondre à cette question. — Pour eux, la morve est une maladie d'épuisement ; tout ce qui peut affaiblir l'organisme, ruiner la constitution, vicier la composition normale des humeurs, du sang et de la lymphe en particulier, peut déterminer la morve. Or, la maladie du coït est, à n'en pas douter une maladie essentiellement déprimante ; elle apporte, cela est incontestable, un trouble profond dans la nutrition. Il n'est donc pas étonnant, ou pour mieux dire, il est tout naturel que la morve, dont la cause la plus habituelle est ce qu'on a appelé la misère physiologique, se montre comme complication et comme conséquence de la dourine.

Ainsi raisonnent les *spontanéistes*, et ils sont, en cela conséquents avec leur doctrine. — Pour nous, qui admettons plus difficilement la naissance d'un agent spécifique comme un virus sous l'influence de causes banales, pouvant produire tantôt ceci, tantôt cela, et quelquefois, le plus souvent même, ne produisant aucun des effets qu'on leur attribue ; — pour nous, qui, sans nier absolument le développement spontané de la morve, attendons encore la preuve certaine, évidente, scientifique de ce développement spontané et de la cause qui le produit,— nous l'avouerons volontiers, la question est moins claire.

Nous avons vu, chez *Kouina*, la morve se développer pendant le cours de la dourine ; cette complication s'est montrée à une période qu'il ne nous est pas possible de déterminer, mais très-certainement *postérieure au 26 février*, puisque le sujet de notre deuxième expérience, qui a reçu ce jour-là dans ses vaisseaux le sang de *Kouina*, est resté sain ; nous avons cherché autour de l'animal, la source où il aurait pu prendre le virus morveux qui l'a tué : ces investigations nous ont conduit à des présomptions, mais non à une certitude. — Il est en effet *possible*, vous le savez, que ce cheval ait trouvé le germe de la morve dans l'écurie où il a été placé pendant quelques jours lors de l'attaque de paralysie qui l'a frappé ; il se peut aussi qu'il l'ait trouvé ailleurs ; il n'est pas impossible après tout que comme le veulent les spontanéistes, ce germe se soit créé de toutes pièces dans l'organisme de *Kouina*, soit sous l'influence épuisante de la dourine, soit sous l'action de quelque autre cause inconnue. — Tout cela est possible, mais rien de cela n'est sûr ; et j'aime mieux vous avouer mon ignorance relativement à l'origine, — à la cause si vous aimez mieux, — de cette complication de morve qui est venue nous surprendre au milieu de nos études sur la dourine, plutôt que de vous donner comme positive une solution qui est restée dans mon esprit pleine d'obscurité : — « *Meliùs est sistere gradum quam progredi per tenebras.* »

Imp. Bourgeon, 92, rue Mercière, Lyon.

www.ingramcontent.com/pod-product-compliance
Ingram Content Group UK Ltd.
Pitfield, Milton Keynes, MK11 3LW, UK
UKHW022127260726
13993UKWH00003B/1273